协和护士说

内分泌疾病那些事儿

编者名单

丛书主编　郭　娜　霍晓鹏

丛书副主编　夏　莹　马芳芳

主　　编　李　妍　李　鸥

副 主 编　李芳芳　马琳琳　马文琳　何　芳

编　　者（按姓氏笔画排序）

门英英　马文琳　马琳琳　刘春萍

孙湘雨　李　妍　李　鸥　李　娜

李　楠　李芳芳　李梦雨　何　芳

张蒙蒙　陈　远　庞　娜　董　静

审核专家　平　凡　阳洪波

中国协和医科大学出版社

北　京

图书在版编目（CIP）数据

内分泌疾病那些事儿 / 李妍，李鸥主编 . -- 北京：中国协和医科大学出版社，2025. 8. --（协和护士说）.
ISBN 978-7-5679-2693-6

Ⅰ . R58；R473.5

中国国家版本馆 CIP 数据核字第 2025BT3656 号

主　　编　李　妍　李　鸥
策划编辑　杨雪娇
责任编辑　李元君　聂志扬
封面设计　河北回声文化传播有限公司
责任校对　张　麓
责任印制　黄艳霞
出版发行　**中国协和医科大学出版社**
（北京市东城区东单三条 9 号　邮编 100730　电话 010-65260431）
网　　址　www.pumcp.com
印　　刷　北京联兴盛业印刷股份有限公司
开　　本　880mm×1230mm　1/32
印　　张　4
字　　数　70 千字
版　　次　2025 年 8 月第 1 版
印　　次　2025 年 8 月第 1 次印刷
定　　价　45.00 元

前　言

在浩瀚的医学星海中，内科犹如一座坚实的灯塔，引领着临床医学的航向。随着时代的进步和科技的飞跃，民众对健康知识的渴求越发强烈。在信息洪流中，如何筛选准确、科学的医学信息，成为当代社会的迫切需求。为此，我们精心策划了“协和护士说”系列丛书，旨在搭建一座连接专业与大众的桥梁。

本系列丛书广泛涉猎内科的多个领域，包括但不限于如心血管系统、呼吸系统、消化系统、泌尿系统及内分泌系统等，构建起一个全面而深入的内科知识网络。我们以问答为载体，针对患者及公众最为关心的内科问题，从疾病的根源、症状表现、诊断流程、治疗方案到预防措施，逐一进行详尽而通俗的解析。无论是高血压、冠心病的悄然来袭，还是感冒、肺炎季节变换，抑或胃炎、胃溃疡日常困扰，我们都将以科学之名，为您一一揭开它们的神秘面纱。

尤为值得一提的是，本系列丛书每一个问题均源自住院患者的真实关切，它们不仅是医学知识的探讨，更是患者生活体验的映射。通过这样的收集与整理，我们力求使科普内容更加贴近人心，更加符合实际需求，从而帮助每一位读者在面对健康挑战时，都能拥有更加从容不迫的心态与更加科学合理的应对之策。

此外，“协和护士说”系列丛书还是一座沟通医护与患者温馨的桥梁。医生与护士可借此向患者推荐相关的科普内容，不仅有助于患者更好地理解病情与治疗方案，更能激发他们参与治疗的积极性与主动性，形成医患双方共同努力的良好氛围。

在此，我们诚挚地邀请每一位热爱生活的读者加入这场健康知识的盛宴。无论您是对内科领域充满好奇的探索者，还是正在与疾病斗争的勇士，抑或关心家人健康的守护者，我们都将竭诚为您提供最权威、最实用的内科科普知识。让我们携手并进，在探索健康的道路上不断前行，共同守护生命的美好与希望！

郭　娜

2025 年 6 月

目　录

一 糖尿病

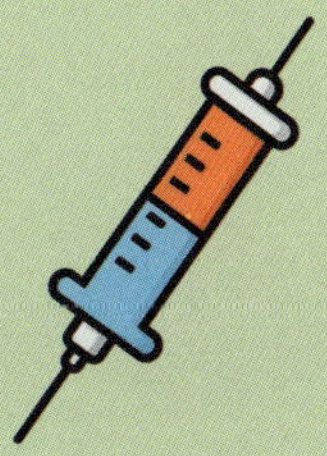

1. 如何知道自己得了糖尿病

糖尿病典型症状包括“三多一少”，即吃得多、喝得多、尿得多、体重减少；加上以下四种情况之一，都可以诊断为糖尿病：随机血糖≥ 11.1mmol/L、空腹血糖≥ 7.0mmol/L，或口服糖耐量试验服糖后 2 小时血糖≥ 11.1mmol/L，或者糖化血红蛋白（HbA1c）≥ 6.5%。但部分患者可以没有典型的症状，在查体或者偶然检查时发现上述指标异常，这种情况需要改日复查，再进行诊断。

2. 什么是糖尿病前期

糖尿病前期是血糖异常但未达到糖尿病诊断标准的状态。

具体包括两种情况：①空腹血糖受损是空腹血糖≥ 6.1mmol/L 但＜ 7.0mmol/L，而 OGTT2 小时血糖正常；②糖耐量减低是空腹血糖＜ 6.1mmol/L，OGTT2 小时血糖≥ 7.8mmol/L 但＜ 11.1mmol/L。

空腹血糖受损合并糖耐量减低合称为糖调节受损，需要注意监测血糖。

3. 哪些早期征象能预警糖尿病

如果出现视力下降、夜间尿频、极度乏力、不明原因体重下降、尿液发黏、肢体麻木、皮肤干燥瘙痒、糖尿病性胫前斑、黑棘皮病、口腔疾病、易感染、伤口愈合慢等情况，都需要筛查糖尿病。

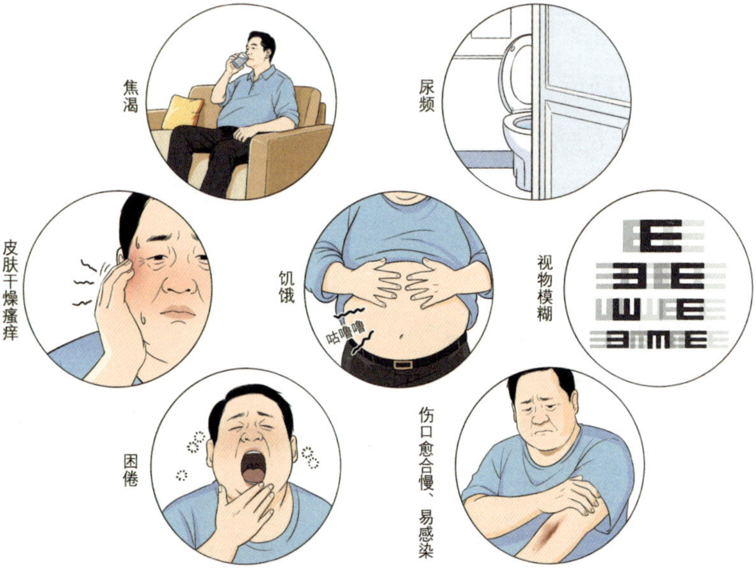

4. 糖尿病分为哪几种类型

糖尿病分为四种类型，①1型糖尿病：主要发生在青少年或儿童中，以胰岛β细胞自身抗体呈阳性，胰岛素绝对分泌不足所引起，需要依赖胰岛素治疗。②2型糖尿病：最常见，发病人群在45岁以上的中老年人和肥胖者，以胰岛素抵抗和分泌不足引起，可口服降糖药物治疗。③妊娠期糖尿病：是妊娠期间诊断的糖尿病，由于孕妇体内激素的变化干扰了胰岛素的正常作用，通过饮食与运动即可控制血糖，大多数情况下，分娩后会自行消失。④特殊类型糖尿病（比较罕见）：如遗传性β细胞缺陷、内分泌疾病（如皮质醇增多症、嗜铬细胞瘤、肢端肥大症等），以及药物因素（如糖皮质激素、某些利尿药等）导致的糖尿病，这类糖尿病要在医生指导下治疗，对有明确病因的糖尿病，需注意原发病的治疗。

5．1 型糖尿病患者的血糖为什么波动这么大

1 型糖尿病患者胰岛功能极差，自身胰岛素分泌很少，完全依赖外源性胰岛素降糖，升糖激素分泌也同时受损，身体对高、低血糖波动的调节能力较差。因此，1 型糖尿病患者需要特别注意饮食、运动、睡眠、心理等调节；根据自身情况建立生活规律就显得尤为重要。

6．糖尿病能遗传给下一代吗

除了一些特殊类型的糖尿病，大多数糖尿病并不是一种简单的遗传性疾病。目前认为高血糖主要是基因和环境的共同作用所致。我们不能改变基因，但是可以改变环境，即后天不健康的生活方式如肥胖、暴饮暴食、运动量过小等，坚持健康的生活方式是预防糖尿病的重要措施。

7. 什么是胰岛素抵抗？如何防治

胰岛素抵抗是指胰岛素在身体中的生理作用减弱，在高血糖、高血压、高血脂等疾病的发生中扮演着重要的角色。肥胖是引起胰岛素抵抗最常见的原因。胰岛素抵抗的关键防治策略是改变自己的生活方式，采取综合措施，如戒烟限酒、合理饮食、适量运动、减重、遵医嘱用药等。

8. 糖尿病引起的急性并发症有哪些

当血糖太高时会出现糖尿病酮症酸中毒、高渗昏迷等，甚至危及生命。当血糖过低时会出现低血糖症，轻者会有心慌、手抖、饥饿感，重者会出现昏迷甚至死亡。

9. 糖尿病引起的慢性并发症有哪些

简单总结即从头到脚，无一幸免。

（1）心脑血管疾病：也是死亡率最高的并发症，如冠心病、脑卒中等。

（2）糖尿病肾病：轻者晨起眼睑水肿，夜尿增多，泡沫尿，重者肾衰竭，需要透析治疗。

（3）糖尿病视网膜病变：严重者会导致失明；糖尿病神经病变，手足有针刺样疼痛、麻木无力等症状。

（4）糖尿病足：患者因局部神经异常和下肢远端外周血管

病变引起足部感染、溃疡或深层组织破坏长期愈合不良，严重者会截肢。

10. 糖尿病不是血糖高吗？为什么有些患者会出现低血糖

糖尿病典型表现为高血糖，但低血糖发生风险也会明显高于正常血糖人群，原因包括：因胰岛素分泌与血糖变化不同步；生活不规律且药物调整不当；胰岛素或降糖药过量使用。

11. 低血糖有哪些危害

低血糖会损伤大脑导致记忆力减退、反应迟钝。低血糖时心率增快，导致血管收缩，诱发心绞痛甚至心梗。低血糖还会引起肾脏、视网膜病变，血糖急剧下降时，会减少肾脏血流，同时引起眼压突然下降。若低血糖频繁发作可能会导致无症状性低血糖，影响及时诊治，严重者会导致低血糖昏迷，甚至死亡。

12. 什么是糖尿病低血糖

对于非糖尿病患者来说，血糖 <2.8mmol/L 是低血糖的界值，但对于糖尿病患者来说，血糖 <3.9mmol/L 即可诊断为低血糖。某些药物和胰岛素的使用容易诱发低血糖。低血糖的表现包括心慌、头晕、出汗、手抖和饥饿感等。

13. 发生低血糖时该如何处理

如果发生低血糖，请牢记两个“15”的原则，吃15克糖类食物（葡萄糖最佳，方糖、蔗糖、蜂蜜亦可），15分钟后再测血糖，如果血糖已经恢复至安全范围（3.9mmol/L以上），后续可以正常时间进餐，如果血糖未恢复至安全范围，可再次重复两个“15”原则。但如果出现意识障碍或血糖持续低于3.9mmol/L，需要即刻送医。

14. 糖尿病足有哪些前期表现

下肢感觉减退、麻木、刺痛、踩棉花感，足部伤口不易愈合、足部发凉，皮肤颜色暗沉及触觉、温度觉消失等。一旦糖尿病患者发现自己有这样的症状，就要警惕糖尿病足的发生。

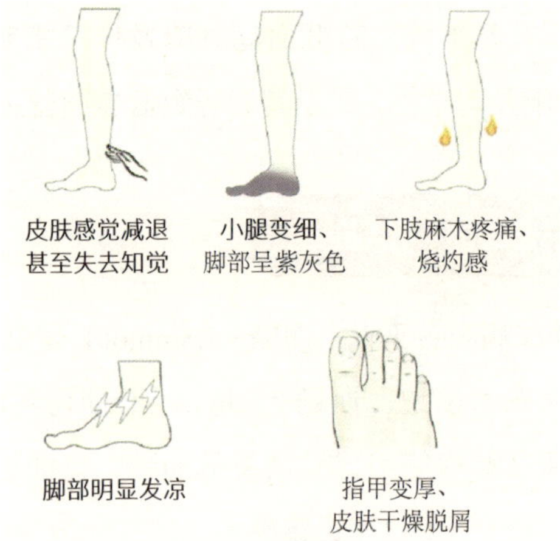

15．糖尿病与冠心病有什么关系

有研究发现糖尿病与冠心病是等危症，高血糖影响的大血管病变主要累及心脏和大脑，所以糖尿病患者发生心脑血管疾病的风险比正常人明显增高。糖尿病并发心血管病变甚至心肌梗死是导致糖尿病患者死亡的重要因素。因此一旦确诊糖尿病，一定要严格控制血糖，预防并发症的发生。

16．糖尿病患者血脂异常怎么处理

首先要尽量做到合理饮食和适量运动，采用不饱和脂肪酸、低胆固醇和高纤维饮食。如果改变生活方式和饮食习惯 1 ～ 3 个月后血脂仍然未达标，需要去医院就诊启动降脂治疗。尤其对于 2 型糖尿病合并心血管疾病或心血管疾病风险高的患者，无论基线低密度脂蛋白胆固醇（LDL-C）水平如何，都应考虑他汀类药物治疗。

17．糖尿病患者有哪些心理障碍

糖尿病患者抑郁、焦虑的风险明显比普通人群高。研究显示，糖尿病患者中约有 40% 的人存在焦虑症状，而普通人群的焦虑症发病率为 10% ～ 20%；全球范围内，20%～ 30% 的糖尿病患者经历抑郁症状，而非糖尿病人群的抑郁症发病率在 5%～ 10%。

血糖控制不佳的患者抑郁风险更高。研究发现，血糖控制较差的糖尿病患者，尤其是HbA1c值持续高于目标范围者，患抑郁症的风险增加，达到了血糖正常人群的1.5～2.0倍。因此需要对糖尿病患者进行适当的心理疏导和护理，有助于病情的缓解。

18. 得了糖尿病后该如何监测血糖

糖尿病的血糖监测包括：自我血糖监测、动态血糖监测、糖化血红蛋白监测。口服降糖药治疗或胰岛素治疗自我血糖监测的频率有所不同。具体自我血糖监测的方法是：如果在使用口服降糖药期间血糖比较平稳，可以选择每周监测2～4次空腹或餐后指尖血糖，或者选择就诊前一周监测2～3天，每天测三餐前后和睡前指尖血糖；在使用胰岛素治疗期间，根据医嘱进行血糖监测，一般为一天测量5次或7次指尖血糖。

19. 指尖血糖和静脉血糖的区别

指尖血糖是采用手指末端毛细血管里的血测量血糖，量少，可直接检测，方便快捷。静脉血糖是检测静脉全血当中血浆里的血糖浓度，因为血液中有红细胞等血细胞，要先经过离心分离等一系列处理后，留下血浆检测血糖值，这种检测方法较为准确，但耗时长。

20. 不同时间点血糖监测的意义

（1）晨起空腹血糖：一般在早晨 6 点到 8 点监测，反映人体夜间分泌的胰岛素是否可以控制血糖，也反映前一日晚餐前及睡前用药量是否合适。

（2）三餐前血糖：饭前半小时监测的血糖值，可指导患者吃多少，胰岛素打多少。

（3）三餐后 2 小时血糖：吃第一口饭开始计算时间，到 2 小时监测血糖值，以制订适合自己的食谱和饮食计划，也反映餐前用药量是否和饮食相匹配。

（4）睡前血糖：一般晚上 9 点或 10 点测量，睡前注射中长效胰岛素患者，可根据睡前血糖情况调整胰岛素用量或适当加餐，更好地控制夜间血糖并预防低血糖。

（5）夜间血糖：一般测夜间 0 点和 3 点的血糖，监测是否发生夜间低血糖。

21. 佩戴动态血糖监测时需要注意什么

患者佩戴动态血糖监测时应远离强磁场，不能进行磁共振、X 线和 CT 等影像学检查以防干扰，佩戴时避免剧烈运动，防止传感器脱落，禁止盆浴或泡温泉使传感器被浸泡，可淋浴。若患者长期口服抗凝药，要每日观察传感器周围有无渗血。

22. 平时已经监测血糖了，为什么还要抽血查糖化血红蛋白

单次或数次指尖或静脉血糖监测很难反映一段时间内血糖控制的全貌，糖化血红蛋白（HbA1c）是反映近三个月血糖控制平均水平的重要指标。并且，糖化血红蛋白水平的降低与减少糖尿病并发症密切相关。因此，定期监测糖化血红蛋白有利于医生全面了解患者的血糖整体控制情况。

23. 什么是口服糖耐量试验

口服葡萄糖耐量试验（OGTT）是一种口服葡萄糖的负荷试验，需要空腹 8 ～ 10 小时，在早 8 点前空腹静脉采血后，于 3 ～ 5 分钟内喝下溶于 250 毫升温水的 75 克葡萄糖，从喝第一口开始计时，分别于 30 分钟、60 分钟、120 分钟、180 分钟时静脉采血送检，它可以用来了解胰岛细胞功能和了解机体对血糖的调节能力，也是诊断糖尿病的金标准之一，通过这个试验，可以诊断患者是糖尿病还是糖尿病前期。

24. 做口服糖耐量试验有什么注意事项

口服糖耐量试验前三天要保证每天摄入 150 克碳水化合物，试验前一天禁止喝咖啡、饮酒、吃宵夜。做试验当天要保证清晨（早晨 7 点至 9 点）空腹 8 ～ 10 小时，避免剧烈运动，如有

发热、感染等应激状态应延后 2 周再做。

25. 糖尿病患者怎么吃饭能使血糖更平稳

糖尿病患者饮食应合理控制总热量，平衡膳食，均衡摄入各营养物质，定时定量，少量多餐（每日 3 ～ 6 餐）。具体热量计算步骤如下所示。

（1）计算标准体重：

标准体重 (kg) ＝身高 (cm) － 105

消瘦＜标准体重 20%

肥胖＞标准体重 20%

理想体重：标准体重± 10%。

（2）确定每日所需热量：理想体重×能量级别。

（3）合理分配饮食：根据总热量确定三餐进食。

26. 是不是得了糖尿病，就再也不能吃水果了

可以吃，但要了解水果中所含的糖分比例及种类，尽量选择升糖指数低的水果。要掌握好吃水果的最佳时机及时间。血糖控制良好的情况下（一般空腹血糖在 7mmol/L 以下，餐后血糖控制在 10mmol/L 以下），可以适量地吃水果。

27. 什么叫升糖指数？升糖指数有什么指导意义

食物血糖生成指数简称升糖指数（GI），是指含 50 克碳水化合物的某种食物在一段时间内升高血糖的能力。GI 越高的食物，经胃肠吸收的速度越快，提升血糖的速度越快，之后血糖快速回落，引起血糖波动的幅度也就越大。升糖指数对我们的食物选择有一定指导意义，糖尿病患者应该尽量选择低 GI（＜ 55）的食物。

28. 糖尿病患者少吃一顿饭，就少吃一次药可以吗

糖尿病患者如果少吃一顿饭，是否可以少服一次药，并没有统一的答案，需要根据具体情况判断。规律进餐和按时服药是控制血糖的关键。遇到如体检前需空腹等特殊情况，是否停药要看所用药物的类型。

例如，磺脲类药物（如格列美脲、格列齐特）通过刺激胰岛素分泌来降糖，如果空腹服用，容易引发低血糖，不建议在未进餐时使用。而双胍类药物（如二甲双胍）主要通过提高胰岛素敏感性、促进葡萄糖利用起效，对进食的依赖较小，空腹服用风险相对较低。

因此，当因故漏餐或需要空腹时，应根据所用药物的性质在医生指导下合理调整用药，避免自行更改服药方案后导致血糖的波动。

29. 糖尿病患者对无糖食品也需要限量吗

食用无糖食品需要看一下食品成分表，因为除了看含糖量，还需要了解有无其他容易引起血糖升高的成分，比如碳水化合物的量。因此无糖食品并不是完全不升糖，只是指含蔗糖量不超过规定标准。因此即使是无糖食品，也不能无限量地食用。

30. 糖尿病患者能喝饮料吗

糖尿病患者在血糖平稳的情况下，并非完全不能喝饮料。但一定要避免含糖饮料。无糖饮料对于血糖影响较小，可以适量饮用，如无糖茶、黑咖啡、无糖碳酸水等。一些饮料使用了代糖（如阿斯巴甜、赤藓糖醇、甜菊糖等）来替代蔗糖，这些代糖一般不影响血糖，可以作为糖尿病患者的替代选择，但仍需适量饮用，因为部分代糖可能引发其他健康问题，如凝血异常、体重增加等。

31. 得了糖尿病后该如何运动

糖尿病患者每周应至少进行 150 分钟中等强度有氧运动，可以分 3 ～ 5 次进行，每次约 30 分钟。中等强度有氧运动以心率约为人体在极限运动状态下所能承受的最大心跳频率（220- 年龄）的 50% ～ 70% 为宜，感觉费力但呼吸不急促。推荐的中等强度有氧运动包括健步走、太极、骑车、游泳及球类运动，并建议每周加入 2 ～ 3 次抗阻运动，如举哑铃。

32．糖尿病患者在哪些情况下不适合运动

糖尿病患者在血糖控制不稳定时（血糖低于 5.5mmol/L 或高于 16.7mmol/L）不适合运动。糖尿病患者合并糖尿病视网膜病变时，应避免剧烈活动，防止视网膜出血。糖尿病患者有严重感染，尤其足部伤口感染严重时，或伴有心血管并发症未控制，如心功能不全、心律失常等情况时，不适合运动。

33．口服降糖药和打胰岛素哪个控制血糖更好

口服降糖药和注射胰岛素都是治疗糖尿病的重要手段。医生会根据患者的具体情况选择适合的方式。以下几种情况需要加用胰岛素治疗：1 型糖尿病患者因自身胰岛素分泌的绝对缺乏，一般需终身应用外源性胰岛素维持血糖；新发的 2 型糖尿病患者血糖很高但口服药降糖效果不好时；合并严重感染和肝、肾功能不全或围手术期时。

34．如何规范注射胰岛素

注射前先清洁双手，再核对要注射胰岛素的种类、剂量，药液有无浑浊、破损等（如果有预混胰岛素，注射前先摇匀，

否则会使浓度不稳定，影响血糖值）。消毒胰岛素笔安装针头部位，待干后，安装针头，排尽笔芯中的空气，拧胰岛素剂量至所需要的刻度，检查注射部位有无硬结、感染、脂肪萎缩、瘢痕等，避开这些部位，用酒精消毒注射部位待干后，将胰岛素笔针头垂直扎进皮肤，按压所需刻度至 0U 后针头停留 10 秒再拔出，针头拔出后回套盖外针帽，将针头从胰岛素笔上取出，丢弃于锐器盒中。

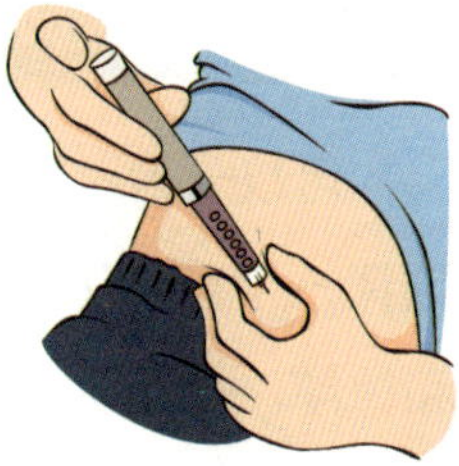

35. 注射胰岛素为什么要更换针头

如果不更换针头，针头内壁上的残留胰岛素与空气接触，很快就会变质、失效，与下次要注射的胰岛素混合在一起会影响疗效。此外，注射完胰岛素的针头与皮肤接触后会残留细菌，再次注射时会造成注射部位感染。重复使用针头会使针头变钝甚至产生毛刺，使注射部位疼痛、出血；也会让皮下脂肪增生出现硬结，从而减少注射部位的面积；也使胰岛素效果大打折扣，使患者血糖波动增大。

36. 注射胰岛素为什么要经常轮换注射部位

糖尿病患者胰岛素的注射部位轮换非常重要，其可以减少一个部位多次注射产生的疼痛感和皮下硬结。可以选择的注射部位按吸收快慢的顺序分别为腹部、上臂外侧、臀部和大腿外侧。

37. 注射胰岛素如何进行注射部位的轮换

可以分为“大轮换”和“小轮换”原则。“大轮换”即每周选择一个部位进行轮换，依次按照腹部、上臂外侧、大腿外侧和臀部，也就是一个部位至少间隔三周再次注射。“小轮换”是指在同一个注射部位，比如腹部，大致分为四个区域，如左上、左下、右下、右上，每次注射选择其中一个区域，每个注射点最少间隔 1 厘米（图 1）。

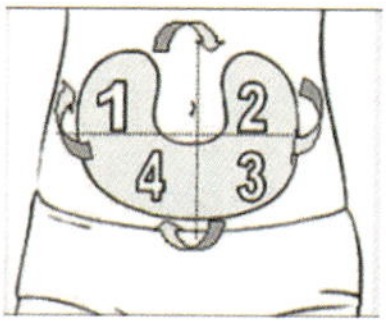

4 个象限的腹部轮换模式

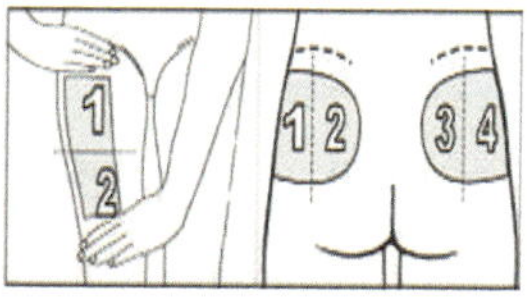

等分法的大腿和臀部轮换模式

图 1　注射部位“小轮换”

38. 胰岛素该如何保存

胰岛素在没有开封之前需要放在 2 ～ 8℃冰箱冷藏，避免冷冻，在药品包装保质期内开封使用。开封后可以在室温（25℃）、阴凉干燥的避光处保存，注明开封时间，在 4 周之内用完（有些胰岛素可延长至 6 周）。

39．妊娠期血糖的控制标准

妊娠期血糖的控制标准与非妊娠期血糖控制标准不同。妊娠期血糖控制标准是：空腹及餐前血糖＜ 5.3mmol/L，餐后 1 小时血糖＜ 7.8mmol/L，餐后 2 小时血糖＜ 6.7mmol/L，避免夜间血糖＜ 3.3mmol/L。

40．妊娠期糖尿病运动有哪些注意事项

运动是妊娠期糖尿病的重要干预措施。运动前需要首先取得产科医生的同意，在没有禁忌证的情况下找专科医生制订适合个体的运动处方。建议每天进行 30 分钟以上的有氧运动，运动中有任何不适立即停止。若有下列征象立即就医，如阴道出血、晕厥、胎儿活动异常等。此外，应该尽量避免可能引起碰撞、外伤及摔倒的运动。

41．儿童糖尿病患者应该注意什么

对于罹患糖尿病的儿童来说，既要控制饮食和热量，又要保证身体的正常生长发育，管理难度更大。儿童糖尿病中 1 型糖尿病所占比例很大，1 型糖尿病的患者胰岛功能差，而儿童的活动量大，容易发生低血糖。因此，对于儿童糖尿病来说，做

到饮食和运动的平衡才能更好地控制血糖。

42. 老年糖尿病患者控制血糖应该注意什么

老年人随着年龄增长对高血糖引起的葡萄糖毒性症状感知力下降，通常无明显的多饮、多尿、多食等典型糖尿病症状，可能已经出现糖尿病并发症才就医。同时，老年患者对低血糖所致的心慌、出汗等交感神经症状反应也不灵敏，这种自主神经功能下降危害巨大，有些老年人因为低血糖没有被及时发现甚至危及生命。此外，老年糖尿病患者可能同时合并多种老年疾病，如肌少症、骨质疏松症、阿尔茨海默病等。因此更应该重视对老年糖尿病患者的护理。

43. 糖尿病患者空腹检查前需要注意哪些事项

（1）时间要求：一般晚上 10 点以后禁食，可少量饮水。

（2）饮食、运动和生活习惯建议：检查前一天建议清淡饮食，忌酒、烟、咖啡；避免剧烈运动；避免熬夜、过于紧张。

（3）用药建议：平时口服降糖药的患者，早上空腹检查不能服用早餐前的口服降糖药或注射早餐前的胰岛素，否则容易诱发低血糖。

44．糖尿病患者旅行时应该注意什么

外出旅行最应该注意的就是预防低血糖，由于旅行时可能会长时间乘坐飞机或其他交通工具，或者产生时差，导致饮食不规律，发生低血糖的概率是比较高的。可提前准备好低血糖应急的小食品。旅行前需要去专业的医院找医生整体评估病情，准备好相关的药品、血糖监测相关耗材，随身携带糖尿病紧急医疗卡。

二 肾上腺和垂体

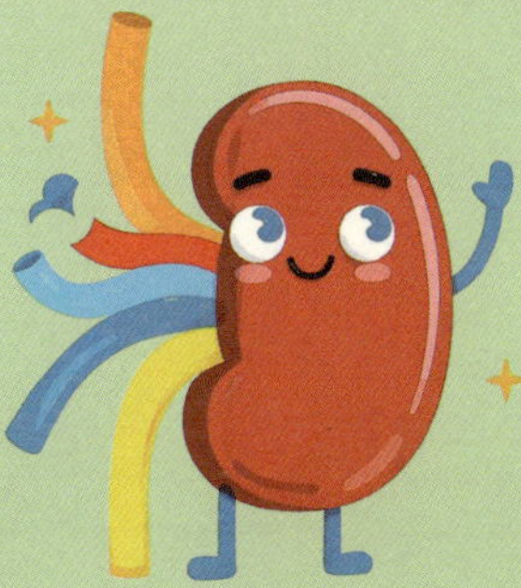

45. 什么是肾上腺

肾上腺位于人体的腹膜和膜后壁之间，肾上腺左右各一个，位于两肾的上内方，因而得名肾上腺（图 2）。成人正常的肾上腺重 4 ～ 6 克，左侧肾上腺比右侧更大、更扁平。肾上腺依靠本身的筋膜固定其位置，不随肾脏上下移动而移位。它受到下丘脑－垂体－肾上腺轴的调节，是维持生命的基本要素。

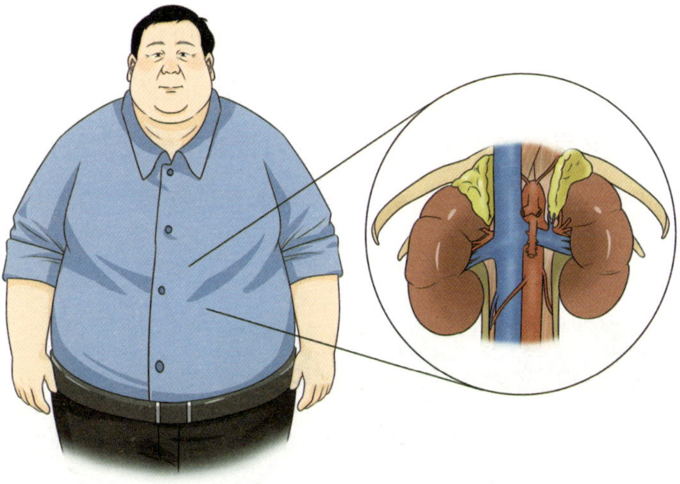

图 2　肾上腺解剖位置示意图

46. 肾上腺的构成

肾上腺作为体内重要的内分泌腺体，由结构和功能各异而又相互联系的皮质和髓质组成。肾上腺皮质由外至内分为球状带、束状带和网状带。肾上腺髓质主要由嗜铬细胞和神经突触组成。

47. 肾上腺皮质分泌的激素功能

肾上腺皮质的球状带合成和分泌醛固酮，属于肾素－血管紧张素－醛固酮（renin-angiotensin-aldosterone，RAA）系统，主要参与血压和体内水盐代谢的调节；束状带主要合成和分泌皮质醇，属于 CRH-ACTH- 皮质醇轴（HPA 轴），主要参与应激反应、物质代谢和免疫功能的调节；通常情况下，网状带主要合成和分泌类固醇性激素（如雄烯二酮、去氢异雄酮、孕酮和雌二醇等），主要参与性腺（睾丸或卵巢）功能和代谢的调节。

48. 肾上腺髓质分泌的激素功能

肾上腺髓质为神经内分泌组织，相当于交感神经的节后部分，主要分泌儿茶酚胺，包括肾上腺素、去甲肾上腺素和多巴胺。除此之外，髓质还可合成和分泌多种肽类、胺类激素、生长因子、细胞因子和免疫因子，并通过旁分泌 / 自分泌调节局部的细胞功能，从而达到调节体液容量和血压的作用。

49. 在其他位置上还有分泌肾上腺激素的组织和细胞吗

经典的肾上腺皮质和髓质激素不只是在肾上腺内合成和分泌，肾上腺外的许多组织和细胞也具有表达激素基因和合成激素的能力，并在各组织构成独立于肾上腺的局部调节系统，参与组织重建、创伤修复、细胞凋亡等过程的调节，调节异常时可导致高血压、胰岛素抵抗、肥胖、免疫功能紊乱、纤维性肌痛症和慢性虚弱综合征等。

50. 开博通试验是什么

开博通试验又称卡托普利试验，是原发性醛固酮增多症最常用的诊断试验，主要目的是评估患者口服卡托普利后，醛固酮能否被抑制，正常人群或原发性高血压的患者口服卡托普利后，血醛固酮浓度下降大于30%，而原发性醛固酮增多症患者血醛固酮不受抑制。卡托普利试验具有简便、可行性好、安全性高的特点，因此在临床上应用较为广泛。

51. 开博通试验的具体流程是什么

根据《原发性醛固酮增多症诊断治疗的专家共识2024》最新建议，开博通试验的方法为：患者坐位或站位1小时后口服50毫克卡托普利，服药前及服用后1、2小时测定血浆肾素活性、醛固酮、皮质醇，试验期间患者需始终保持坐位。2017 年发布在《中华内科杂志》的《卡托普利试验在原发性醛固酮增多症诊断中的应用》的试验方法：试验日上午患者保持空腹卧位或坐位至少 4 小时，口服卡托普利 25 毫克，在服药前和服药后 2 小时保持相同体位抽血测定血浆肾素活性、Ang Ⅱ和醛固酮水平，同时测定服药前后血压。

52. 做开博通试验前需要注意什么

试验前应避免服用可能会影响试验结果的药物，如利尿药（如呋塞米、托拉塞米、氢氯噻嗪、吲达帕胺、氨苯蝶啶、螺内酯和乙酰唑胺等）、血管紧张素转化酶抑制剂类药物（如卡托普利、依那普利、赖诺普利、培哚普利、雷米普利、贝那普利、福辛普利）、血管紧张素受体阻滞剂（如缬沙坦、氯沙坦、厄贝沙坦、坎地沙坦酯、替米沙坦、奥美沙坦酯等）及β受体拮抗剂（普萘洛尔、索他洛尔、噻吗洛尔、阿替洛尔、倍他洛尔、比索洛尔、艾司洛尔、美托洛尔、卡维地洛、拉贝洛尔）等药物。

53. 开博通试验当天可以吃降压药物吗

开博通试验期间禁食水，停止服用降压药。由于卡托普利是血管紧张素转化酶抑制剂，能阻断血管紧张素Ⅰ转变为血管紧张素Ⅱ，从而减少醛固酮的分泌，也可以达到降低血压的目的。

因此，试验结束后是否需要服用降压药物，医生会根据试验当日血压及病情需要，告知是否需要补服降压药。

54. 如何区分单纯性肥胖和库欣综合征

与周身均匀性肥胖的单纯性肥胖患者相比，库欣综合征患者最常见的特征是进行性、中心性（向心性）肥胖，常累及面部、颈部、躯干和腹部及体内的椎管及纵隔。四肢通常不受累，并且可能比较消瘦。当然，更准确的方法可以通过小剂量地塞米松试验来鉴别。

55. 库欣病和库欣综合征一样吗

不一样。库欣综合征是身体长期处于过量糖皮质激素作用而导致的综合征，通常是由于长期使用含糖皮质激素类药物或者疾病使糖皮质激素过量分泌导致的。库欣病是库欣综合征其中的一种，是垂体疾病分泌过多 ACTH 刺激肾上腺使糖皮质激素过量分泌引发的。

56. 为什么要凌晨抽血浆皮质醇

血浆皮质醇即血 F，是一种糖皮质激素。正常人血 F 的分泌具有一定的昼夜节律。一般于午夜分泌最少，8:00 分泌达到峰值。通过凌晨抽血 F 观察是否为分泌低峰，并结合 8:00 血 F 值评价皮质醇的昼夜节律是否存在，为库欣综合征的诊断提供依据。

57. 库欣综合征患者为什么要留取 24 小时尿测定游离皮质醇

24 小时尿游离皮质醇（24hUFC）测定也是库欣综合征患者首选的筛查试验。正常情况下，人体皮质醇水平在一天中会有波动变化，游离皮质醇可通过肾脏滤过吸收，但疾病状态下尿游离皮质醇排泄量会增加，且尿液中排泄的总量较为稳定，因此需要留取 24 小时尿游离皮质醇用于疾病的筛查。如果测定 24 小时尿游离皮质醇结果显著升高，提示体内皮质醇过多。不过库欣综合征患者一般会留 2 ～ 3 次 24 小时尿测 UFC 以增加诊断的准确性。如果多次结果正常，则无法诊断为库欣综合征。

58. 什么是小剂量地塞米松抑制试验

小剂量地塞米松抑制试验又称 1 毫克过夜地塞米松抑制试验（DST），用于库欣综合征的定性诊断。

（1）试验原理：在下丘脑 - 垂体 - 肾上腺轴功能正常时，小剂量的地塞米松（人工糖皮质激素）足以抑制垂体分泌促肾上腺皮质激素（ACTH），使肾上腺皮质醇分泌减少，进而使血皮质醇和尿皮质醇、尿皮质醇代谢产物含量均降低。但库欣综合征患者的皮质醇呈自主性分泌，不能被小剂量地塞米松所抑制，不能下降到正常对照值的下限以下。

（2）试验方法：第 1 天晨 8:00 测血浆皮质醇作为对照，于当日午夜 0:00 口服地塞米松 1 毫克，第 2 日 8:00 再次采血测血浆皮质醇。

（3）结果判读：服药后 8:00 的血清皮质醇水平正常切点值为 50nmol/L（1.8μg/dL），如服药后，血皮质醇不能被抑制到 50nmol/L 以下，则提示库欣综合征可能性大。

59. 什么是大剂量地塞米松抑制试验

大剂量地塞米松抑制试验用于鉴别库欣综合征的病因。

（1）试验原理：库欣病引起的库欣综合征患者，糖皮质激素对促肾上腺皮质激素的负反馈依然存在，只是其功能设定点高于皮质醇正常反馈设定点，因此不能被低剂量地塞米松抑制，但能被大剂量地塞米松抑制。异位 ACTH 综合征和肾上腺肿瘤患者的皮质醇分泌呈自主性，伴下丘脑 - 垂体 - 肾上腺轴功能障碍，故大剂量地塞米松不能抑制其促肾上腺皮质激素分泌。

（2）试验方法：第一天留 24 小时尿测定游离皮质醇；第二天留尿后 8:00 采血测血浆促肾上腺皮质激素和皮质醇留作对照，抽血后口服地塞米松 2 毫克，每 6 小时一次，连服 2 日；第三天再次留 24 小时尿测定游离皮质醇；第四天 8:00 采血测血浆促肾上腺皮质激素和皮质醇。

（3）结果判读：与基础血清皮质醇、24 小时尿游离皮质醇、血浆促肾上腺皮质激素及皮质醇相比，服药后 48 小时的血、尿皮质醇抑制率＞ 50% 则提示为库欣病引起的库欣综合征，＜ 50% 提示为异位促肾上腺皮质激素综合征、肾上腺肿瘤或皮质癌引起的库欣综合征。

60. 过夜地塞米松抑制试验是什么？为什么要凌晨服药

过夜地塞米松抑制试验是用于诊断库欣综合征的一种辅助检查。试验要求第一日 8:00 空腹抽血，当天夜间 23:59 服药。次日 8:00 再次空腹抽血。这是由于正常人血皮质醇一般于凌晨分泌最少，早上 8:00 分泌达到高峰。在血皮质醇未开始升高前服用外源性糖皮质激素（地塞米松），也就是在凌晨时段服药，可以达到最大抑制血皮质醇分泌的目的，第二天早晨抽血化验的皮质醇浓度应该较第一天早晨有所降低，而库欣综合征患者血皮质醇分泌并没有昼夜节律性，而且血皮质醇分泌水平有持续偏高的特点，就算夜间加服外源性糖皮质激素也不能抑制皮质醇分泌，第二天早晨抽血化验的皮质醇浓度较第一天早晨没有明显降低。

61. 为什么要做双侧岩下窦静脉采血

对于促肾上腺皮质激素依赖性库欣综合征的患者，在常规影像学检查定位不清的情况下，进行双侧岩下窦静脉采血是判断促肾上腺皮质激素来源的金标准，用于鉴别库欣病与异位促肾上腺皮质激素综合征（图 3）。

结果判读：库欣病患者垂体附近的促肾上腺皮质激素浓度较周围静脉高，岩下窦与外周静脉促肾上腺皮质激素的浓度比值有明显的梯度。当促肾上腺皮质激素比值在基线状态≥ 2 及在 DDAVP 刺激后≥ 3 则提示库欣病，反之则为异位促肾上腺皮质激素综合征。

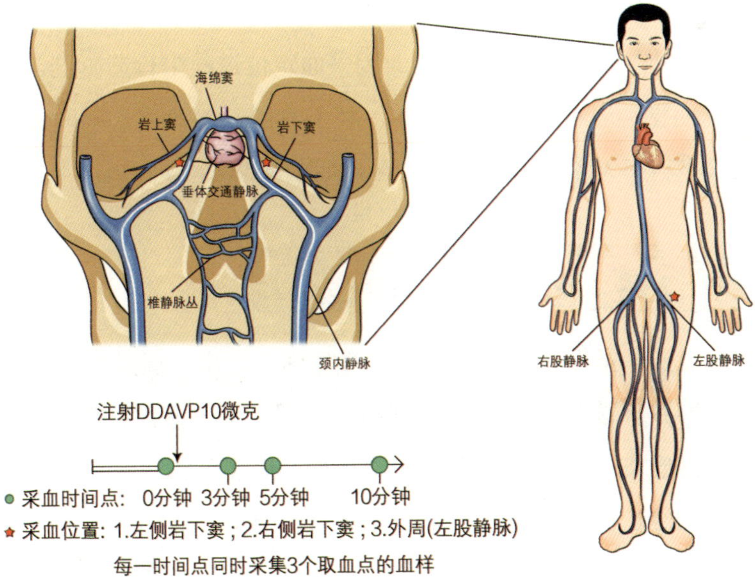

图 3　双侧岩下窦静脉采血 +DDAVP 示意图

62. 做双侧岩下窦静脉采血术前需要做什么准备

采血术前一天，医务人员会为患者进行术前备皮，采用备皮刀刮去双侧腹股沟处及阴阜处毛发，以利于采血操作及术后牢固粘贴无菌敷料等。采血术前晚餐后开始禁食、水，直至采血术结束后返回病房。

63. 双侧岩下静脉窦采血术后注意事项

双侧岩下静脉窦采血术后患者需下肢制动 4 ～ 6 小时、卧床 24 小时，防止穿刺点出血。因采血定位过程中有造影剂注入静脉血管，患者术后应多饮水，利于造影剂的排泄。同时关注伤口敷料有无渗血、渗液，并监测血压的变化。

64. 库欣综合征患者需要避孕吗

需要。虽然在库欣综合征女性患者中，由于皮质醇分泌增多可导致高达 75% 的患者出现排卵障碍，不孕患者更常见。但由于妊娠皮质醇增多对母体与胎儿均有严重危害，建议育龄期的库欣综合征女性患者避孕。要知道目前全世界共报道的妊娠合并库欣综合征患者仅 200 余例。由于妊娠期本身可使肾上腺皮质醇生理分泌增加，从而导致如疲劳、体重增加、多毛、痤疮、情绪不稳定、高血压、高血糖等，这与库欣综合征的临床表现重叠，使疾病很难在妊娠早期发现。且由于母体持续的高皮质醇状态，即使接受治疗，胎儿出现早产、胎儿生长迟缓或受限比例也比较高。故而建议育龄期的库欣综合征女性患者避孕。

65．确诊了库欣病可以不做手术吗

库欣病一旦确诊，应立即进行手术治疗。库欣病的病因复杂，治疗方法多样，但手术治疗仍为首选方案，治疗的总体原则和方案以切除导致库欣病的病灶，将皮质醇降至正常水平，有效控制临床症状和并发症为主。如果疾病复发，不能再次手术治疗的患者可选择放疗和药物治疗。

66．库欣病患者术后症状未缓解是怎么回事

库欣病患者术后向心性肥胖、水牛背、满月脸等症状不太容易短时间好转，但高血压、低血钾、四肢乏力等症状通常可较快好转，具体恢复情况根据个人体质和病情不同需要具体分析，可咨询主管医生。

67．库欣综合征患者皮质醇正常后外貌可以恢复吗

库欣综合征患者皮质醇恢复正常后外貌能否恢复正常，受到病因、病程长短及病情轻重的影响。库欣综合征患者的外貌

变化是由于脂肪分布异常造成的，皮质醇水平恢复正常后人体的脂肪重新分布仍需要较长时间，在此期间还要患者配合主动减重。

68. 肢端肥大症患者外貌有何特点

肢端肥大症的患者由于生长激素过度分泌，身高明显高于同龄人，同时还会出现皮肤软组织增厚与特殊面容。最初，患者自觉手脚变大，伴随病程发展，全身皮肤变厚变粗，还会出现面容的改变，如眉弓外突、鼻子增大、下巴突出、咬合错位等。

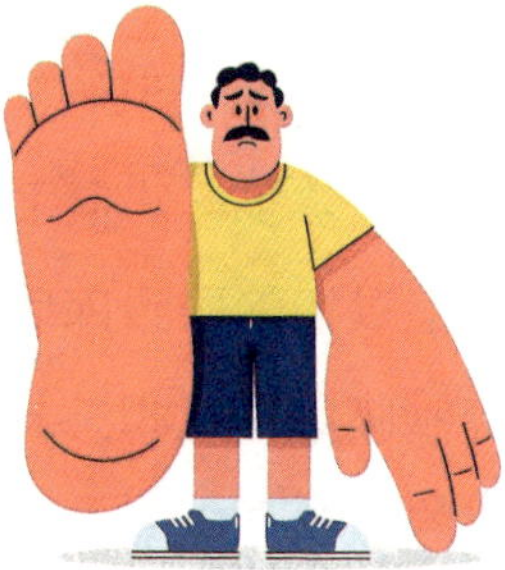

69. 肢端肥大症除了影响外貌，还有什么危害

肢端肥大症除了影响外貌，还会导致心脏、肝脏等内脏过度增生、肥厚，导致内脏供血不良，诱发其功能衰竭，甚至导致患者死亡。另外，肢端肥大症患者常常会有以下变化：

（1）皮肤和软组织方面，会有全身骨骼不同程度的肥大，骨刺形成，软骨增生。

（2）糖代谢方面，生长激素过度分泌会导致肝脏或外周胰岛素抵抗，部分患者会出现糖耐量异常和糖尿病。

（3）生殖系统方面，男性患者会出现性欲减退、阳痿；女性会出现性欲减退、不孕、月经紊乱、闭经。

（4）呼吸系统方面，部分患者存在呼吸功能障碍，可伴打鼾、憋气、嗜睡、阻塞性睡眠呼吸暂停综合征和活动后呼吸困难。

（5）临床观察发现垂体生长激素瘤患者，肿瘤发生率增加，与结肠息肉及结肠癌关系较为密切，甲状腺结节和甲状腺癌的发生率较高。

70．肢端肥大症患者为什么容易打鼾

肢端肥大症患者容易打鼾是由于颜面部畸形，舌咽部位及上呼吸道软组织增厚、水肿。肢端肥大症患者的骨骼和软组织等都会由于生长激素过度分泌而过度增长，会出现舌大、声带肥大，喉骨也会有过度增生的表现，这些会使上气道变窄、阻塞，引起打鼾。

71．肢端肥大症是垂体瘤引起的吗

正常水平的生长激素（GH），是促进人体生长和调节代谢所必需的一种垂体激素。它的主要作用是促进骨、肌肉、结缔组织和内脏的增长，对抗胰岛素作用，促进水钠潴留。如果 GH 过多，则会引起骨骼、软组织和内脏过度增长，在青春期少年，表现为巨人症；在成年人，因为骨骺已经闭合，长骨不再生长，

则出现手指和脚趾增粗、面容逐渐改变而呈“马脸”样，临床上称作“肢端肥大症”。95%以上的肢端肥大症患者是由垂体GH腺瘤所致，所以肢端肥大症与垂体瘤密切相关。

72. 生长激素葡萄糖抑制试验的目的和方法是什么

试验原理：正常人高血糖可抑制生长激素分泌，垂体生长激素瘤所导致的生长激素水平不被抑制，所以生长激素葡萄糖抑制试验可以判断GH是否为高分泌，是诊断和随访肢端肥大症必须的检查。

方法：试验前一天晚餐后开始禁食，试验当日空腹状态下进行试验，口服葡萄糖粉75克，分别于0分钟、30分钟、60分钟、90分钟、120分钟、180分钟抽血测生长激素，同时测血糖。

结果判读：正常人生长激素能被抑制到1μg/L以下，若不能被抑制在1μg/L，考虑生长激素过度分泌。

73. 葡萄糖抑制生长激素试验为什么要喝糖水

对于正常人群，当血糖升高的时候，生长激素分泌会被抑制。但如果患有生长激素腺瘤时，腺瘤会自主分泌生长激素，高血糖时生长激素分泌不能被抑制或只能部分抑制。所以医生通过给患者喝糖水的方式使机体处于高血糖的状态，抽血获得生长激素水平数值以判断人体是否存在自主分泌生长激素的腺瘤。

74. 使用注射用生长抑素类似物治疗肢端肥大症有什么副作用吗

使用注射用生长抑素类似物治疗肢端肥大症时，少部分患者会出现眩晕、耳鸣、颜面潮红、恶心、呕吐、腹泻、胆囊结石等副作用，调整用药剂量或停药后会有所改善。

75. 肢端肥大症患者术后容貌可以恢复吗

生长激素会造成骨骼变宽大，皮下组织增生，从而导致肢端肥大症患者呈现特殊容貌。肢端肥大症患者术后虽然生长激素产生减少，可减少皮下组织增生，但肢端肥大症患者已经是成年人，骨骺端已经闭合，宽大的骨骼不可逆转，因此肢端肥大症患者术后容貌无法恢复到完全正常。

76. 肢端肥大症患者应该多长时间复诊

需要注意的是即使病情控制良好，患者也应终身进行复诊随访。随访频率可以根据患者的具体情况和医生的建议进行调整。主管医生会在患者出院前告知出院后注意事项，并制订复诊计划。

（1）保守治疗者：需要定期复诊观察，监测垂体激素水平，调整药物、评估并发症及全身功能等。

（2）手术治疗后：一般术后 3 ～ 4 个月应进行头部 MRI 等

影像检查，每 3 ～ 6 个月复查一次生长激素、胰岛素样生长因子 -1 及垂体及其靶器官激素，这有助于监测患者的病情变化，及时发现并处理任何潜在的问题。

77. 什么是垂体

垂体是人体的内分泌腺，位于鼻腔后上方、颅底中央及大脑底部，约豌豆大小，重约 0.5 克。它能够分泌多种激素（生长激素、促甲状腺激素、促肾上腺皮质激素、促性腺素、催产素、催乳素、黑色细胞刺激素等），对代谢、生长、发育和生殖等有重要作用。

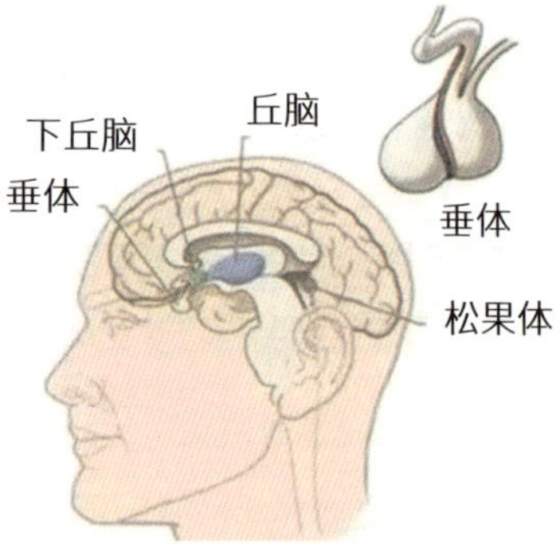

78. 垂体的基本功能有哪些

垂体分为腺垂体和神经垂体两部分。腺垂体可分泌多种激素，如生长激素、催乳素、促甲状腺激素、促肾上腺皮质激素、卵泡刺激素、黄体生成素等，这些激素与人体的生长发育、性腺功能、女性乳汁分泌、月经周期、甲状腺功能状态和肾上腺皮质功能状态等有关；而神经垂体则与尿量调节及女性催产有关。如果垂体发生病变，可以致使人体出现各种内分泌疾病，如“巨人症”“肢端肥大症”“闭经－溢乳综合征”“库欣病”“尿崩症”等。

79. 为什么会得垂体瘤？会遗传吗

虽然垂体瘤不少见，但它的病因不明。多数学者认为与垂体基因突变和垂体细胞增殖有关。这些突变和增殖会受多种因素的影响，但饮食、睡眠起居、工作环境、心情等，都不是导致垂体腺瘤的病因。根据目前医学研究结果，垂体瘤遗传性问题复杂，但大多数垂体瘤并不具有明确的遗传性。一部分常染色体显性遗传疾病，如多发性内分泌腺瘤病1型，与垂体瘤的发生有一定关联，对于有家族病史的个体，应定期进行筛查和监测，以便及早发现潜在问题。然而，即使在这种情况下，并不是每个携带突变基因的人都会患垂体瘤，而是有一定的外显率和表现度差异。

80. 出现什么症状时要考虑可能是垂体瘤

如果出现头痛伴有视力下降、视野缺损、低钾低钠引起的恶心呕吐或萎靡乏力等这些表现时，需要考虑自己是否患了垂体瘤。

81. 什么是垂体瘤卒中

垂体瘤卒中是由垂体瘤突然出血和/或梗死引发垂体体积突然增大，压迫垂体及周围组织而引起的疾病，分为临床型和亚临床型。临床型发病早期表现多样，病情进展快速，典型表现为剧烈头痛、视力下降、视野缺损、全身乏力、意识障碍等。亚临床型垂体卒中一般无明显症状，多是在磁共振检查或者术后病理中发现。

82. 垂体瘤是否要治疗

垂体瘤是否需要治疗要根据肿瘤是否对人体产生危害来决定，如果肿瘤本身对周围结构压迫导致了神经功能症状，或肿瘤本身分泌的激素扰乱全身内分泌平衡而出现症状，就建议进行治疗。

83. 如果是体检发现的垂体微腺瘤，没有症状，是否需要治疗呢

偶然发现的无功能性垂体微腺瘤，在头部影像学检查中十分常见，占头部 MRI 检查的 10% ～ 15%。如果在体检报告中发现了垂体微腺瘤的诊断，无须惊慌。如果肿瘤直径小于 5 毫米，推荐严密观察，暂时不需监测肿瘤生长及内分泌变化。如果肿瘤直径大于 5 毫米，建议 6 个月以后复查垂体 MRI 平扫 + 动态

增强扫描，不需要视力检测，如果此时肿瘤仍没有长大，那么就 2 年后再复查垂体 MRI，如果肿瘤仍然没有变化，以后检测间隔时间就可以延长至 3 ～ 5 年，或谨慎停止检测（特别适于老年人）。如果监测过程中，发现肿瘤继续增大了（发生率约 5%），则需要考虑经鼻蝶窦入路手术治疗。

84．垂体瘤患者经鼻蝶窦手术术前准备有哪些

（1）饮食要求：术前一晚 10 点后禁食、水。

（2）皮肤准备：手术需要经鼻腔来做，需要将双侧鼻孔鼻毛剪掉。

（3）肠道准备：术前需灌肠，目的是预防麻醉后肛门括约肌松弛，排便于手术台上。

85．垂体瘤术后患者应保持什么体位

垂体瘤术后患者刚返回病房时因为还未完全清醒，所以需要去枕平卧，并且尽量头偏向一侧，以防呕吐物误吸。待完全清醒后，可根据患者需求垫枕头或抬高床头 15°～ 30°。如果术中存在发生脑脊液漏的风险，则需延长去枕平卧位的时间。

86．垂体瘤术后患者能立刻进食进水吗

垂体瘤术后患者不能立刻进食进水。因为垂体瘤术后患者

返回病房时，麻醉药物还未代谢完全，吞咽反射还未完全恢复，如果大量、过早饮水进食容易导致误吸，造成严重的后果。

87．垂体瘤术后患者双鼻导管吸氧时需注意什么

由于手术是从鼻腔做的，无法将鼻导管戴到鼻子上，只能将鼻导管从中间分开，将一端封闭，另一端放在嘴里进行吸氧。

88．垂体瘤术后出现味觉、嗅觉减退正常吗

垂体瘤术后出现味觉、嗅觉减退是正常的。这种味觉、嗅觉减退多为暂时性的，多是由于术后组织无菌炎性水肿压迫周围组织和神经导致的，无须特殊处理，多可自行恢复。如果症状持续或加重考虑可能为手术过程中损伤了与嗅觉和味觉相关的神经，造成味觉、嗅觉减退，应及时联系医生做进一步检查和治疗。

89．垂体瘤术后一段时间内，痰液、唾液或鼻涕中仍有血丝、血块，应该怎么做

垂体瘤术后 7 ～ 14 天出现痰液、唾液或鼻涕中有血丝或血块的情况可能是手术后正常的愈合反应，但如果伴随持续出血、疼痛加重或其他异常症状，需及时就医。平时要注意保持鼻腔清洁，避免用力擤鼻，避免剧烈运动并遵循医生的复查建议。

90．垂体瘤术后鼻腔内有鼻痂应该如何处理

鼻痂是手术后的常见现象，可以用生理盐水温和清洗鼻腔，或者用医生推荐的鼻用喷剂来保持鼻腔湿润。避免用手挖鼻，要轻轻排出鼻痂，坚持遵循复查时间并与医生沟通情况。

91．垂体瘤术后鼻腔内有清亮液体流出应该如何处理

垂体瘤术后鼻腔内有清亮液体流出可能是脑脊液漏或者是手术后的正常分泌物。建议不要忽视，尽早联系医生进行检查，以确保没有严重问题，特别是流液量大或伴有血丝、异常气味等情况时。

92．垂体瘤手术后一段时间为什么每天都要抽血化验

垂体瘤手术后一段时间每天抽血化验是为了监测垂体功能和激素水平，观察术后是否恢复正常。手术涉及的内分泌系统非常复杂，定期检测可以及时发现并处理潜在的并发症或激素失衡问题。

93．垂体瘤术后会出现鼻窦炎吗？怎么治疗

鼻窦炎是垂体瘤术后常见的并发症之一，尤其是对于经鼻

手术的患者。垂体瘤术后鼻窦炎的发生与手术过程中对鼻腔黏膜的保护不足有关，尤其是在嗅觉接收器密集的区域，如上鼻甲和鼻中隔。此外，术后身体的免疫功能可能有所下降，使得患者更容易受到感染。如果出现鼻窦炎的症状，如流黄色脓鼻涕、鼻塞等，建议及时就医，并根据医生的指导使用适当的药物进行治疗。治疗通常包括用生理盐水冲洗鼻腔和使用医生处方的药物来缓解症状，如消炎药物。

94. 经鼻蝶手术后怎样使用滴鼻剂

使用滴鼻剂时，要保持头部正常直立，挤入后轻轻捏合鼻孔片刻，这样可以更好地吸收药物。遵循医生指示使用，不要频繁使用以免造成刺激。

95. 垂体瘤术后出现尿多、口渴是怎么回事

垂体瘤术后出现尿多、口渴可能是垂体激素失调导致的，尤其是抗利尿激素分泌不足。建议及时就医进行尿液检查和激素水平评估，以便确认病因并制订合适的治疗方案。

96. 垂体瘤手术后出现精神萎靡、无力、嗜睡怎么办

垂体瘤手术后出现精神萎靡、无力、嗜睡等症状可能是激

素水平（如生长激素、甲状腺激素、抗利尿激素等）不稳定或缺乏导致的。建议及时向医生咨询，可能需要调整激素替代治疗的剂量，或进一步检查其他可能的原因。

97. 垂体瘤手术成功后会再复发吗

一般的垂体瘤，只要手术切除完全，复发率很小。但确实有复发的可能性，这取决于多种因素，包括肿瘤的生长情况、手术方式及术后的辅助治疗等。

（1）肿瘤生长情况：肿瘤的大小、位置及是否有侵袭性生长都会影响手术的完全性和复发的风险。如果肿瘤较小且未侵犯重要结构，手术切除后复发率较低。这要根据影像学检查和病理报告帮助医生鉴别。

（2）手术方式：手术方式也会影响复发的风险。经颅手术和经蝶入路手术的复发率有所不同，一般来说，经蝶入路手术的复发率较低。

（3）术后辅助治疗：对于侵袭性的垂体瘤，即使进行了手术，也可能需要进一步的放射治疗来降低复发的风险。

98. 为什么有的垂体瘤患者要给予激素替代治疗

手术治疗可能影响垂体功能，导致体内激素水平（如生长激素、甲状腺激素、抗利尿激素等）不足，激素替代治疗可以补充缺乏的激素，维持身体正常功能。

99. 激素替代需要终身服药吗？垂体功能还能恢复吗

有些垂体瘤患者术后通常需要长期甚至终身服用激素进行替代治疗，这是因为垂体功能异常可能导致多种激素缺乏，如糖皮质激素、甲状腺激素、生长激素等，这些激素对于维持人体的基本生理功能至关重要，而有些患者的垂体功能可能会逐步恢复。如部分垂体炎或颅内生殖细胞瘤放化疗后的患者，在治疗后期垂体功能可能会部分恢复，这时药物可能需要减量或减停。具体情况因人而异，医生会根据每位患者的恢复情况做出调整。

三 矮　　小

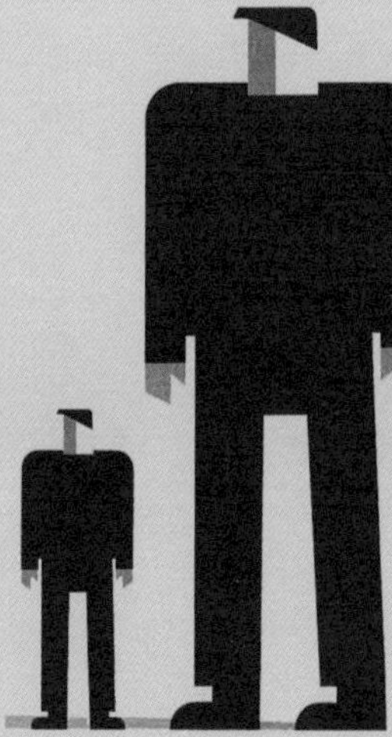

100．如何知道孩子是矮小还是长个儿晚

身材矮小的定义为：在相似生活环境下，身高低于同种族、同年龄、同性别的正常人群身高的 2 个标准差（-2SD，SD 即标准差，standard deviation）或低于第 3 个百分位以下。简单来说，将 100 个同性别、同年龄的孩子由低到高排队，排在前 3 名的孩子就可能患有“身材矮小”。

身长（身高）生长是一个连续但非线性的过程。长个儿晚常被大家称为“晚长”，在医学上称为“体质性青春期延迟”，是指儿童比同龄人晚进入生长发育的快速期，这包括身高增长的延迟和性成熟的延后，但最终身高通常能达到正常范围。家长可以通过观察孩子的身高、体重等生长指标，观察其变化趋势，来判断自己孩子的生长发育水平。目前最准确的方法是带孩子进行骨龄检测评估。骨龄是通过 X 线检查手腕部骨骼的发育情况来确定的，骨龄与实际年龄的对比可以帮助判断孩子的生长趋势。

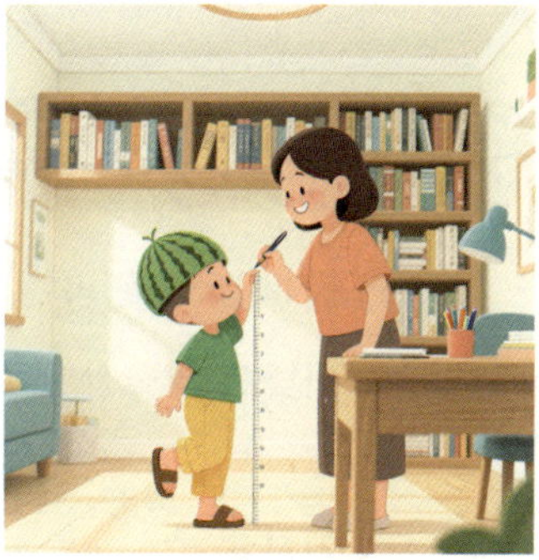

101．身材矮小的原因有哪些

身材矮小的原因复杂多样，主要分为正常生长变异与病理

性矮小两类。生长激素缺乏、营养不良、胃肠道及肾脏疾病、性早熟、Turner 综合征、甲状腺功能减低、颅脑疾病及其他慢性疾病等多种因素均可导致病理性矮小。

102．身材矮小何时应该进行干预

身材矮小是否干预需视矮小原因而定。医护人员会综合评估孩子发育、内分泌状态及其他必要的检查，如垂体磁共振等。生长激素治疗可能有效，是促进追赶生长的有效方法。生长激素治疗目前获批了生长激素缺乏症、小于胎龄儿、特发性矮小、特纳综合征、noonan 综合征等多种适应证，具体何时开始干预，需通过医学评估后再决定。

103．如何计算遗传靶身高

可以根据遗传靶身高计算公式粗略估算孩子的遗传身高，具体遗传靶身高计算公式为：

$$男孩遗传靶身高=\frac{（父亲身高+母亲身高+13）（厘米）}{2}\pm 5（厘米）$$

$$女孩遗传靶身高=\frac{（父亲身高+母亲身高-13）（厘米）}{2}\pm 5（厘米）$$

104．如何计算生长速度

用孩子本次测量的身高减去上一次的身高，除以间隔月份，得出的数值乘以 12，等于这一年的生长速度。

例：宝贝 5 月的身高是 113 厘米，11 月是 117 厘米，我们应该怎样计算呢？

（117-113）÷（11-5）× 12 = 8

所以，孩子这一年的生长速度约为 8 厘米。

105．如何判断生长速度是否正常

身高生长速度是否合适：一是和遗传身高相比，二是和同龄平均身高相比。

想要知道孩子身高是否在正常范围内，家长们还可以对照一下 0 ～ 18 岁儿童青少年身高发育数值表（表 1，表 2）。

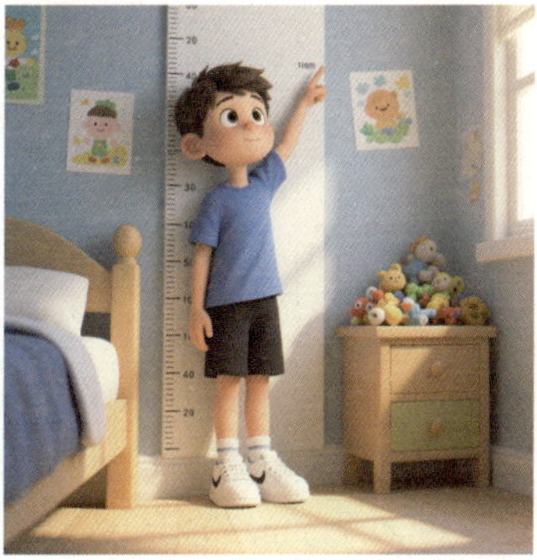

表1　0～18岁儿童青少年身高、体重标准差单位数值表（男）

年龄	−3SD		−2SD		−1SD		中位数		+1SD		+2SD		+3SD	
	身高（cm）	体重（kg）	身高（cm）	体重（kg）	身高（cm）	体重（kg）	身高（cm）	体重（kg）	身高（cm）	体重（kg）	身高（cm）	体重（kg）	身高（cm）	体重（kg）
出生	45.2	2.26	46.9	2.58	48.6	2.93	50.4	3.32	52.2	3.73	54.0	4.18	55.8	4.66
2月	52.2	3.94	54.3	4.47	56.5	5.05	58.7	5.68	61.0	6.38	63.3	7.14	65.7	7.97
4月	57.9	5.25	60.1	5.91	62.3	6.64	64.6	7.45	66.9	8.34	69.3	9.32	71.7	10.39
6月	61.4	5.97	63.7	6.70	66.0	7.51	68.4	8.41	70.8	9.41	73.3	10.50	75.8	11.72
9月	65.2	6.67	67.6	7.46	70.1	8.35	72.6	9.33	75.2	10.42	77.8	11.64	80.5	12.99
12月	68.6	7.21	71.2	8.06	73.8	9.00	76.5	10.05	79.3	11.23	82.1	12.54	85.0	14.00
15月	71.2	7.68	74.0	8.57	76.9	9.57	79.8	10.68	82.8	11.93	85.8	13.32	88.9	14.88
18月	73.6	8.13	76.6	9.07	79.6	10.12	82.7	11.29	85.8	12.61	89.1	14.09	92.4	15.75
21月	76.0	8.61	79.1	9.59	82.3	10.69	85.6	11.93	89.0	13.33	92.4	14.90	95.9	16.66
2岁	78.3	9.06	81.6	10.09	85.1	11.24	88.5	12.54	92.1	14.01	95.8	15.67	99.5	17.54
2.5岁	82.4	9.86	85.9	10.97	89.6	12.22	93.3	13.64	97.1	15.24	101.0	17.06	105.0	19.13
3岁	85.6	10.61	89.3	11.79	93.0	13.13	96.8	14.65	100.7	16.39	104.6	18.37	108.7	20.64
3.5岁	89.3	11.31	93.0	12.57	96.7	14.00	100.6	13.63	104.5	17.30	108.6	19.65	112.7	22.13
4岁	92.5	12.01	96.3	13.35	100.2	14.88	104.1	16.64	108.2	18.67	112.3	21.01	116.5	23.73
4.5岁	95.6	12.74	99.5	14.18	103.6	15.84	107.7	17.75	111.9	19.98	116.2	22.57	120.6	25.61
5岁	98.7	13.50	102.8	15.06	107.0	16.87	111.3	18.98	115.7	21.46	120.1	24.38	124.7	27.85
5.5岁	101.6	14.18	105.9	15.87	110.2	17.85	114.7	20.18	119.2	22.94	123.8	26.24	128.6	30.22
6岁	104.1	14.74	108.6	16.56	113.1	18.71	117.7	21.26	122.4	24.32	127.2	28.03	132.1	32.57
6.5岁	106.5	15.30	111.1	17.27	115.8	19.62	120.7	22.45	125.6	25.89	130.5	30.13	135.6	35.41
7岁	109.2	16.01	114.0	18.20	119.0	20.83	124.0	24.06	129.1	28.05	134.3	33.08	139.6	39.50
7.5岁	111.8	16.70	116.8	19.11	121.9	22.06	127.1	25.72	132.4	30.33	137.8	36.24	143.4	43.99
8岁	114.1	17.33	119.3	19.97	124.6	23.23	130.0	27.33	135.5	32.57	141.1	39.41	146.8	48.57

续 表

年龄	-3SD		-2SD		-1SD		中位数		+1SD		+2SD		+3SD	
	身高（cm）	体重（kg）	身高（cm）	体重（kg）	身高（cm）	体重（kg）	身高（cm）	体重（kg）	身高（cm）	体重（kg）	身高（cm）	体重（kg）	身高（cm）	体重（kg）
8.5 岁	116.2	17.93	121.6	20.79	127.1	24.37	132.7	28.91	138.4	34.78	144.2	42.54	150.1	53.08
9 岁	118.3	18.53	123.9	21.62	129.6	25.50	135.4	30.46	141.2	36.92	147.2	45.52	153.3	57.30
9.5 岁	120.3	19.17	126.0	22.50	131.9	26.70	137.9	32.09	144.0	39.12	150.1	48.51	156.4	61.37
10 岁	122.0	19.81	127.9	23.40	134.0	27.93	140.2	33.74	146.4	41.31	152.7	51.38	159.2	65.08
10.5岁	123.8	20.55	130.0	24.43	136.3	29.33	142.6	35.58	149.1	43.69	155.7	54.37	162.3	68.71
11 岁	125.7	21.41	132.1	25.64	138.7	30.95	145.3	37.69	152.1	46.33	158.9	57.58	165.8	72.39
11.5岁	127.7	22.35	134.5	26.96	141.4	32.73	148.4	39.98	155.4	49.19	162.6	60.96	169.8	76.17
12 岁	130.0	23.37	137.2	28.41	144.6	34.67	151.9	42.49	159.4	52.31	166.9	64.68	174.5	80.35
12.5岁	132.6	24.55	140.2	30.01	147.9	36.76	155.6	45.13	163.3	55.54	171.1	68.51	178.9	84.72
13 岁	136.3	26.21	144.0	32.04	151.8	39.22	159.5	48.08	167.3	59.04	175.1	72.60	183.0	89.42
13.5岁	140.3	28.16	147.9	34.22	155.4	41.67	163.0	50.82	170.5	62.16	178.1	76.16	185.7	93.50
14 岁	144.3	30.40	151.5	36.54	158.7	44.08	165.9	53.37	173.1	64.84	180.2	79.07	187.4	96.80
14.5岁	147.6	32.59	154.5	38.71	161.3	46.20	168.2	55.43	175.0	66.86	181.8	81.11	188.5	99.00
15 岁	150.1	34.59	156.7	40.63	163.3	48.00	169.8	57.08	176.3	68.35	182.8	82.45	189.3	100.29
15.5岁	151.9	36.33	158.3	42.26	164.7	49.49	171.0	58.39	177.3	69.44	183.6	83.32	189.8	100.96
16 岁	152.9	37.67	159.1	43.31	165.4	50.62	171.6	59.33	177.8	70.20	184.0	83.83	190.1	101.25
16.5岁	153.5	38.77	159.7	44.54	165.9	51.53	172.1	60.12	178.2	70.79	184.3	84.21	190.3	101.36
17 岁	154.0	39.58	160.1	45.28	166.3	52.20	172.3	60.68	178.4	71.20	184.5	84.45	190.5	101.39
18 岁	154.4	40.65	160.5	46.27	166.6	53.08	172.7	61.40	178.8	71.73	184.7	84.72	190.6	101.36

注：①根据 2005 年九省 / 市儿童体格发育调查数据研究制定。

②3 岁以前为身长。

表2　0～18岁儿童青少年身高、体重标准差单位数值表（女）

年龄	−3SD		−2SD		−1SD		中位数		+1SD		+2SD		+3SD	
	身高（cm）	体重（kg）	身高（cm）	体重（kg）	身高（cm）	体重（kg）	身高（cm）	体重（kg）	身高（cm）	体重（kg）	身高（cm）	体重（kg）	身高（cm）	体重（kg）
出生	44.7	2.26	46.4	2.54	48.0	2.85	49.7	3.21	51.4	3.63	53.2	4.10	55.0	4.65
2月	51.1	3.72	53.2	4.15	55.3	4.65	57.4	5.21	59.6	5.86	61.8	6.60	64.1	7.46
4月	56.7	4.93	58.8	5.48	61.0	6.11	63.1	6.83	65.4	7.65	67.7	8.59	70.0	9.66
6月	60.1	5.64	62.3	6.26	64.5	6.96	66.8	7.77	69.1	8.68	71.5	9.73	74.0	10.93
9月	63.7	6.34	66.1	7.03	68.5	7.81	71.0	8.69	73.6	9.70	76.2	10.86	78.9	12.18
12月	67.2	6.87	69.7	7.61	72.3	8.45	75.0	9.40	77.7	10.48	80.5	11.73	83.4	13.15
15月	70.2	7.34	72.9	8.12	75.6	9.01	78.5	10.02	81.4	11.18	84.3	12.50	87.4	14.02
18月	72.8	7.79	75.6	8.63	78.5	9.57	81.5	10.65	84.6	11.88	87.7	13.29	91.0	14.90
21月	75.1	8.26	78.1	9.15	81.2	10.15	84.4	11.30	87.7	12.61	91.1	14.12	94.5	15.85
2岁	77.3	8.70	80.5	9.64	83.8	10.70	87.2	11.92	90.7	13.31	94.3	14.92	98.0	16.77
2.5岁	81.4	9.48	84.8	10.52	88.4	11.70	92.1	13.05	95.9	14.60	99.8	16.39	103.8	18.47
3岁	84.7	10.23	88.2	11.36	91.8	12.65	95.6	14.13	99.4	15.83	103.4	17.81	107.4	20.10
3.5岁	88.4	10.95	91.9	12.16	95.6	13.55	99.4	15.16	103.3	17.01	107.2	19.17	111.3	21.69
4岁	91.7	11.62	95.4	12.93	99.2	14.44	103.1	16.17	107.0	18.19	111.1	20.54	115.3	23.30
4.5岁	94.8	12.30	98.7	13.71	102.7	15.33	106.7	17.22	110.9	19.42	115.2	22.00	119.5	25.04
5岁	97.8	12.93	101.8	14.44	106.0	16.20	110.2	18.26	114.5	20.66	118.9	23.50	123.4	26.87
5.5岁	100.7	13.54	104.9	15.18	109.2	17.09	113.5	19.33	118.0	21.98	122.6	25.12	127.2	28.89
6岁	103.2	14.11	107.6	15.87	112.0	17.94	116.6	20.37	121.2	23.27	126.0	26.74	130.8	30.94
6.5岁	105.5	14.66	110.1	16.55	114.7	18.78	119.4	21.44	124.3	24.61	129.2	28.46	134.2	33.14
7岁	108.0	15.27	112.7	17.31	117.6	19.74	122.5	22.64	127.6	26.16	132.7	30.45	137.9	33.75
7.5岁	110.4	15.89	115.4	18.10	120.4	20.74	125.6	23.93	130.8	27.83	136.1	32.64	141.5	38.65
8岁	112.7	16.51	117.9	18.88	123.1	21.75	128.5	25.25	133.9	29.56	139.4	34.94	144.9	41.74

续 表

年龄	-3SD		-2SD		-1SD		中位数		+1SD		+2SD		+3SD	
	身高(cm)	体重(kg)	身高(cm)	体重(kg)	身高(cm)	体重(kg)	身高(cm)	体重(kg)	身高(cm)	体重(kg)	身高(cm)	体重(kg)	身高(cm)	体重(kg)
8.5 岁	115.0	17.14	120.3	19.71	125.8	22.83	131.3	26.67	136.9	31.45	142.6	37.49	148.4	45.24
9 岁	117.0	17.79	122.6	20.56	128.3	23.96	134.1	28.19	139.9	33.51	145.8	40.32	151.8	49.19
9.5 岁	119.1	18.49	125.0	21.49	131.0	25.21	137.0	29.87	143.1	35.82	149.2	43.54	155.4	53.77
10 岁	121.5	19.29	127.6	22.54	133.8	26.60	140.1	31.76	146.4	38.41	152.8	47.15	159.2	58.92
10.5岁	123.9	20.23	130.3	23.74	136.8	28.16	143.3	33.80	149.8	41.15	156.3	50.92	163.0	64.24
11 岁	126.9	21.46	133.4	25.23	140.0	22.99	146.6	36.10	153.3	44.09	160.0	54.78	166.7	69.27
11.5岁	129.9	22.89	136.5	26.89	143.1	31.93	149.7	38.40	156.3	46.87	162.9	58.21	169.6	72.80
12 岁	133.0	24.58	139.5	28.77	145.9	34.04	152.4	40.77	158.8	49.54	165.3	61.22	171.8	75.32
12.5岁	135.9	26.32	142.1	30.64	148.4	36.04	154.6	42.89	160.8	51.75	167.1	63.44	173.3	77.05
13 岁	138.2	28.11	144.2	32.50	150.3	37.94	156.3	44.79	162.3	53.55	168.3	64.99	174.3	78.17
13.5岁	140.1	29.81	146.0	34.23	151.8	39.66	157.6	46.42	163.4	54.99	169.2	66.03	175.0	78.87
14 岁	141.5	31.38	147.2	35.80	152.9	41.18	158.6	47.83	164.3	56.16	169.9	66.77	175.5	79.27
14.5岁	142.6	32.73	148.2	37.13	153.8	42.45	159.4	48.97	164.9	57.06	170.4	67.28	175.9	79.48
15 岁	143.3	33.78	148.8	38.16	154.3	43.42	159.8	49.82	165.3	57.72	170.8	67.61	176.2	79.60
15.5岁	143.7	34.59	149.2	38.94	154.7	44.15	160.1	50.45	165.6	58.19	171.1	67.82	176.4	79.68
16 岁	143.7	35.06	149.2	39.39	154.7	44.56	160.1	50.81	165.5	58.45	171.0	67.93	176.4	79.77
16.5岁	143.8	35.40	149.3	39.72	154.7	44.87	160.2	51.07	165.6	58.64	171.0	68.00	176.4	79.86
17 岁	144.0	35.57	149.5	39.88	154.9	45.01	160.3	51.20	165.7	58.73	171.0	68.04	176.5	79.95
18 岁	144.4	35.85	149.8	40.15	155.2	45.26	160.6	51.41	165.9	58.88	171.3	68.10	176.6	79.90

注：①根据 2005 年九省 / 市儿童体格发育调查数据研究制定。

②3 岁以前为身长。

106. 生长激素会不会有副作用

目前临床常用的生长激素制剂全称基因重组人生长激素，是由体外重组 DNA 技术获得的。儿童接受重组人生长激素（rhGH）治疗通常是安全的，但是药物都有副作用，rhGH 的副作用主要包括一过性高血糖，注射部位局部一过性疼痛、发麻、红肿，抗体产生，甲状腺功能低下，糖耐量减低，股骨头骺板滑脱及外周水肿、关节痛或肌痛等。

107. 哪些运动有助于增长身高

推荐儿童坚持规律的、种类丰富的运动，弹跳运动和伸展运动的效果最好，如跳绳、引体向上、游泳、摸高、跑步、篮球、羽毛球等。

108. 多睡觉可以长个儿吗

晚上 10 点至凌晨 1 点是生长激素脉冲分泌最多的时间。1 ～ 3 岁幼儿每天需要睡 12 ～ 14 小时，3 ～ 5 岁儿童需要每天睡 11 ～ 13 小时，5 ～ 10 岁的儿童需要每天睡 10 ～ 11 小时，应帮助孩子养成良好的作息规律。深度睡眠时生长激素分泌是白天的 3 倍。但睡眠时间长，并不等于质量高。孩子若有打鼾等睡眠问题，应及早治疗。所以，充足时间、高质量睡眠，缺一不可。

109. 如何抓住孩子生长的“黄金期”

（1）婴幼儿时期，发育迅速。第一个成长高峰是婴幼儿时期，尤其是生下来后 0 ～ 2 岁这两年。刚生下来第一年，也就是婴儿期，能长 25 厘米，但是涨速开始下降。第二年，也就是幼儿期，涨速继续下降，一年长高大概 10 厘米。这两年，宝宝具体能长多高多快，主要受营养情况影响。

（2）青春期，最后冲刺一把。孩子从出现第二性征发育开始，体格生长突增，每年长高＞ 7 厘米，越长越快，在某一刻增速达到巅峰约 10 厘米 / 年，然后逐渐慢下来，最终停止长高。这就是长辈们口中的“一年不见，长这么高啦？！”是青春期特有的“生长突增”现象。这个时候要充分挖掘孩子的长高潜能，让他们“百尺竿头，更进一步”。因为一旦孩子青春期发育结束，骨骺线闭合，无论采用任何方法都不可能再长高。

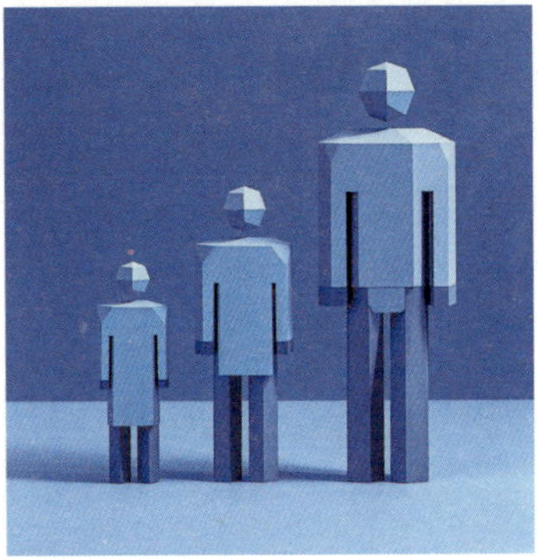

婴儿期和青春期是决定成年后最终身高的关键时期，但此阶段孩子的身高可受到外界因素的影响，最终可能会影响了遗传因素所决定的生长潜能的发挥。家长需要结合孩子的特点与具体情

况，发现孩子生长发育中出现的问题，要有针对性及时加以解决，抓住生长的两个“黄金时期”，从而使孩子能够发挥最大的生长潜能，达到理想的成年最终身高。

四 性 腺

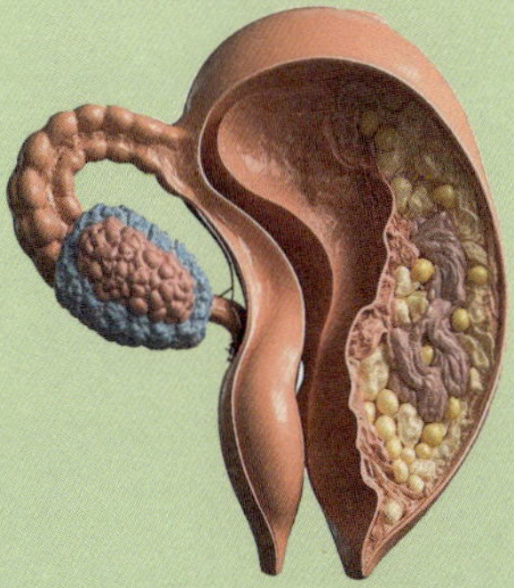

110. 什么是性腺

性腺是生产性激素和生殖细胞（精子或卵子）的腺体，是维持第二性征的重要器官。对于男性来说，性腺主要是睾丸，负责产生精子和雄激素。女性的性腺则是卵巢，负责产生卵子、雌激素、孕激素和少量的雄激素。

111. 病理性的性腺功能减退有哪些表现

正常的性腺发育和功能维持有赖于完整的下丘脑－垂体－性腺轴功能的调节机制。这一轴系中任意环节出现异常均可以导致性激素分泌缺乏或合成减少，即性腺功能减退。青春期前起病的患儿表现为青春期延迟或缺失。成年起病的患者，女性多有产后大出血、休克、昏迷病史，表现为产后无乳、乳腺萎缩、长期闭经与不育；男性表现为胡须稀少，性欲减退、阳痿等。

112. 生理性的性腺功能减退有哪些表现

生理性的性腺功能减退是随着年龄的增长（男性 40 岁、女性 50 岁左右），性腺功能逐渐下降，进而导致性激素水平的改变，不仅影响生育能力，还与身体其他系统功能变化有密切关联，如心血管、骨骼和神经系统等，会对人体健康和衰老产生一系列影响，表现为一组临床综合征。

113．女性性腺功能减退的症状是什么

（1）更年期症状：如潮热、盗汗、失眠、情绪波动、焦虑、抑郁、疲劳等。

（2）月经紊乱：包括月经不规律、经期缩短或延长、经血量减少等。

（3）阴道干燥和性生活问题：阴道黏膜变薄和干燥，出现阴道不适、瘙痒、灼热感、性交疼痛和尿道感染的风险增加。

（4）骨质疏松：激素水平下降会增加女性发生骨质疏松症和骨折的风险。

（5）心血管疾病的风险增加：包括高血压、动脉硬化和冠心病。

（6）代谢变化：代谢变慢、体重增加、脂肪分布改变（尤其是腹部脂肪增加）。

（7）皮肤变化：皮肤弹性和光泽变差，皮肤干燥，皱纹增加和老化迹象的加速。

114．男性性腺功能减退的症状是什么

（1）性功能减退：性欲减退，性活动减少，勃起功能障碍，性欲高潮质量下降，射精无力和精液量减少。

（2）男性特征减退：体能和精力下降，肌量和肌力下降，阴毛脱落和腹型肥胖。

（3）情绪变化和认知功能障碍：焦虑、抑郁、情绪低落、注意力不集中、近期记忆力减退等。

（4）神经和血管舒缩症状：潮热（非劳力性）、阵汗（非预期、突发的）及睡眠障碍等。

（5）其他症状：腰背部疼痛、四肢及关节疼痛。由于骨质疏松，轻微外伤可至骨折。

115．女性更年期是什么时候

更年期不是一个严谨的医学术语，而是长期以来约定俗成的一个名词。女性更年期又称为“围绝经期”，是年轻女性的雌激素从高到低逐渐过渡到绝经后女性的状态，是女性从生育期过渡到老年期的特殊生理阶段，包括绝经过渡期和绝经后期的一段时期。女性45岁左右就开始进入更年期，本质变化是卵巢功能逐渐衰退，卵巢中卵泡数目逐渐减少直至耗竭，女性激素缺失。

116．男性有更年期吗

与女性更年期相似，男性年龄达到50岁左右时睾酮水平与其年轻时的最高峰值相比下降20%～30%，俗称为“男性更年期”或“男子绝经期”，现在学界统一称其为男性迟发性性腺功能减退症。最常见的症状是性欲减退、性活动减少、勃起功能障碍、注意力不集中、易疲劳、易怒、情绪低落、体能下降，以及睡眠障碍，其他与睾酮下降相关的因素是肥胖和身体健康状况欠佳。

117. 如何应对更年期出现的问题

更年期是每个人一生中必须经历的阶段，都会出现一系列的生理和心理方面的变化，是一种自然的生理现象，大家要正确认识、积极应对更年期，并通过有效的干预措施缓解更年期出现的不适症状。调整好心态、注重合理膳食、保证营养均衡摄入、避免过度劳累、保证充分休息、适当运动等，都有助于缓解更年期的相关症状，帮助大家平稳地度过更年期。此外，还应定期进行健康体检，对于潮热、出汗、烦躁及失眠等症状明显的患者，可咨询医生获取更年期的合理指导和治疗方案。

118. 男生女生何时第二性征发育，家长注意观察什么

第二性征是指人体开始发育之后身体出现的变化。第二性征发育时间，根据性别的不同也会不同。正常男性在 10 ～ 13 岁出现第二性征，表现为睾丸增大、阴茎增大增粗、变声、喉结突出、长胡须、阴毛腋毛萌出、乳房一过性发育及遗精等。正常女性

一般在 11 岁左右开始发育，表现为乳房增大、阴毛腋毛萌出和月经初潮等。

119. 何谓性早熟

性早熟是指青春期发育开始的年龄比人群标准年龄早 2 ～ 2.5 个标准差，一般是指女孩在 8 岁前、男孩在 9 岁前出现第二性征发育。

120. 家长如何观察孩子是否出现了性早熟

女孩在 7 岁半以前出现乳房发育，或者 10 岁以前出现月经初潮；男孩 9 岁以前出现睾丸增大（睾丸体积超过 4 毫升或长径超过 2.5 厘米）、阴茎增长、阴毛腋毛生长等，需考虑性早熟。同时，若孩子年生长速度异常高于同龄儿童，也可能是性早熟的征兆。

121. 性早熟的危害有哪些

性早熟的危害在于，受性激素影响，儿童体格增长过早加速，初期身高优势却因骨骺提前闭合而在成年后身材矮小；同时，性征与生殖器官发育提前，但心理、智力发育未同步，易引发未成熟孩子的心理障碍。

122. 性早熟可以治疗吗

性早熟治疗有针对病因采取手术治疗或使用药物治疗。常用药物有促性腺激素释放激素类似物，如曲普瑞林、亮丙瑞林等；或者是大剂量性激素的治疗及对于骨矿含量和骨密度低于同龄儿的性早熟患者应及时给予足够的钙剂和维生素D治疗。注意须遵医嘱使用。

123. 促性腺激素激发试验是什么

促性腺激素激发试验也称垂体兴奋试验，是用来检查垂体和卵巢功能的试验，是中枢性性早熟的诊断金标准。当孩子被诊断为性早熟后，需要区分是中枢性（真）性早熟，还是外周性（假）性早熟，判断的关键就是下丘脑－垂体－性腺轴功能（HPGA）是否已经启动。因此，对疑似中枢性性早熟（CPP）的儿童进一步确诊，一般会在综合临床体征和检查基础上，进行促性腺激素激发试验，其结果是鉴别真假性早熟的重要依据。

124. 促性腺激素激发试验的具体流程是什么

（1）孩子需在清晨空腹、安静休息状态下采血，整个过程需抽血3～5次，为减轻孩子疼痛，一般情况下，护士会提前给孩子穿刺静脉留置针，通过留置针抽血，避免多次抽血穿刺导致患儿疼痛、恐惧。

（2）早上8点左右通过留置针完成第一次采血，用于基础性腺激素六项的测定。完成第一次采血后，护士会根据医嘱给孩子皮下或静脉注射一定剂量的激发试验药物，药物一般为戈那瑞林或曲普瑞林。

（3）用药结束后开始计时，分别于第30分钟、60分钟、90分钟、120分钟分别采血2～3毫升，用于测定促黄体生成素（luteinizinghormone，LH）和卵泡刺激素（follicle-stimulatinghormone，FSH）的水平。完成第120分钟采血后试验结束。

125. 孩子做促性腺激素激发试验时需要注意什么

（1）试验可在任何时间进行，无须禁食。但在临床上，为了保证诊疗的准确性和连续性，促性腺激素激发试验通常会配合其他要求空腹完成的辅助检查，故一般要求孩子在禁食、安静休息状态下完成。

（2）促性腺激素激发试验的安全性和有效性比较明确，少部分儿童会在促性腺激素激发试验过程中出现一些副作用，比如晕血、晕针、恶心、呕吐、乏力、嗜睡等，医护人员会根据症状轻重进行相应处理，而且这些副作用会随着激发试验完成有所好转，对孩子的生长发育和身体健康影响不大，因此家长不必太担心。

126. 性腺激素六项包括哪些项目

性腺激素六项包括卵泡刺激素（FSH）、促黄体生成素（LH）、雌二醇（E2）、孕酮（P）、睾酮（T）和催乳素（PRL）。

127. 为什么要测性腺激素六项

性腺激素六项检查主要用于评估男女生殖内分泌功能，对月经失调、性功能障碍、不孕不育、生殖系统肿瘤、性染色体病等的诊断和鉴别诊断及内分泌治疗效果评价都具有重要的临床意义和参考价值。

128. 性腺激素六项什么时间测

为避免食物中可能存在的外源性激素等对检测结果产生影响，建议上午空腹抽血检查（催乳素的测定应在早上10点钟左右不饿也不饱的情况下进行），抽血前静坐半小时以上，具体要根据不同的目的选择检查时机和项目，主要包括如下内容。

（1）月经规律者：一般在经期第2、第3天检查，检查性腺激素五项即可，可以不查孕酮，孕酮应在黄体期检查（月经21天或排卵后7天）；但如果不能肯定阴道流血是否月经，应检查性腺激素六项作为基础水平。

（2）育龄期女性停经较久，需要查找原因者，可随时检查，或连续两次内分泌激素检查，时间间隔2周，两次结果中如有一次孕酮高则符合黄体期，否则考虑内分泌激素水平有异常。

五 骨代谢

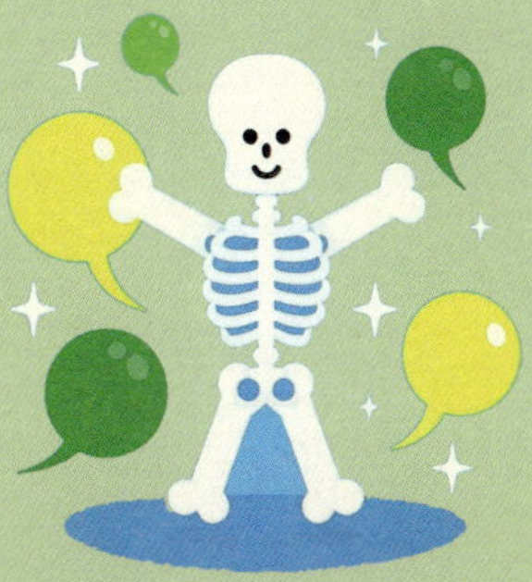

129. 普通人需要补钙吗

一个健康的成年人每日建议摄入800毫克的钙质，以维持骨骼健康；而对于50岁以上的成年人，这一需求量应提升至每日1000毫克。对于特定群体，如青少年、老年人、运动员、孕期及哺乳期女性，在补钙的同时，还需要根据个体情况适量补充维生素D，以促进钙质的吸收与利用。

130. 平时吃什么可以补钙呢

在日常生活中，我们可以通过四大类食物来有效补钙，它们分别是“奶”“菜”“豆”“果”。具体而言，“奶”类涵盖了各种牛奶、奶酪制品；“菜”类主要包括油麦菜、大白菜等绿叶蔬菜，它们不仅提供钙质，还富含多种维生素；“豆”类指各种豆子及其制品，如豆腐，它们不仅蛋白质含量高，同时也是优质的钙源；“果”类则广泛涉及各类坚果，如核桃、榛子等，这些坚果不仅含有钙，还富含健康脂肪与微量元素，对补钙及维持整体健康都大有裨益。通过合理搭配这四类食物，我们可以轻松地在日常饮食中满足身体对钙质的需求。

131. 骨密度检查应该多久检查一次

“骨密度检查”是一项重要的健康评估手段，用于评估人体骨骼中矿物质的含量，从而帮助判断是否存在缺钙或骨质疏松的风险。40 岁以上的女性及 50 岁以上的男性由于年龄增长带来骨骼健康变化，建议每年进行一次骨密度检查，以便及时发现并采取措施预防或改善骨骼健康问题。

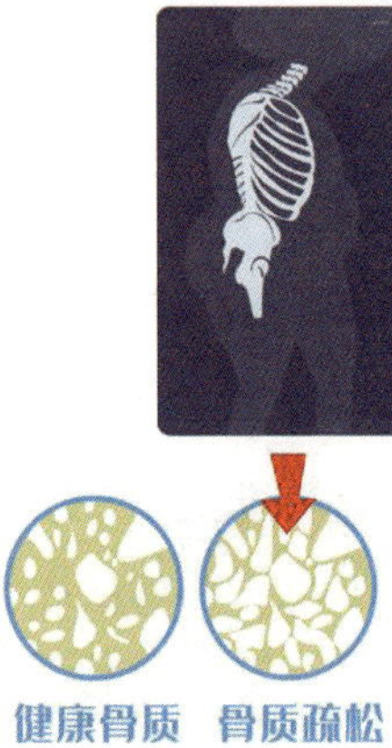

132. 维生素 D 缺乏是缺钙吗

维生素 D 的主要作用是促进肠道对钙的吸收，并参与调节钙从肾小管的重吸收。因此，当体内维生素 D 水平不足时，会直接影响钙的吸收效率，导致钙的利用效率降低。但这并不代表钙在体内缺失，而是意味着，尽管体内并不缺钙，但由于维生素 D 的缺乏，钙的吸收过程受阻，进而影响钙的平衡和整体骨骼健康。因此，维生素 D 缺乏同样需要引起重视并及时补充。

133. 都说晒太阳可以预防骨质疏松，应该选择什么时间，每天晒多久

通常来说，最佳的晒太阳时段是上午10点左右和下午4～5点，这两个时间段阳光较为温和，紫外线辐射适中，有助于皮肤有效合成维生素D。当然，具体的时间还需根据季节变化及当地天气情况灵活调整，避免暴晒对皮肤造成伤害。至于晒太阳的频次和时长，建议每周进行3～4次，每次持续10～20分钟为宜。如果在夏季或阳光特别强烈时，可以缩短时间至每次5～10分钟。

134. 隔着玻璃晒太阳可以补充维生素D吗

不能。晒太阳能促进维生素D的转化和生成。但是隔着玻璃晒太阳，玻璃会吸收和反射掉大部分的紫外线。此时照射到人体的紫外线很少，从而影响维生素D的转化和生成。因此一般不能通过这个方式有效地补充维生素D。

135. 吃钙片便秘怎么办

服用钙片有可能引发便秘问题。为了缓解这一副作用，建议首先在日常饮食中增加高纤维的食物摄入量，如新鲜蔬菜、水果等，这些食物有助于促进肠道蠕动，软化粪便。同时，积极参加适当的体育锻炼也是必要的。运动能够加速肠道的消化

吸收过程，增强肠道的蠕动功能，从而有效改善和预防便秘的发生。

136. 补钙需要联合用药吗

儿童由于处于快速生长发育阶段，对钙的需求量较高，因此需同步补充维生素 D，以优化钙质的吸收与利用。对于更年期女性，随着卵巢功能逐渐减退，她们面临更高的骨质疏松风险。除了日常摄入 1000 毫克以上的钙质以满足身体需求外，必要时可考虑适当补充雌激素，有助于缓解更年期症状并预防骨质疏松症的发生。而对于老年人群体，选择含有机酸钙盐的钙片（如乳酸钙、葡萄糖酸钙）更为适宜，因为这些钙盐形式更为温和，对老年人的胃肠更为友好，易于吸收利用。

137. 骨质疏松症的危险因素有哪些

骨质疏松症危险因素分为不可控因素和可控因素。不可控因素包括种族、增龄、女性绝经、脆性骨折家族史等。可控因素包括不健康生活方式、影响骨代谢的疾病和影响骨代谢的药物。其中不健康生活方式包括体力活动少、阳光照射不足、吸烟、过量饮酒、钙和 / 或维生素 D 缺乏、过量饮用含咖啡因的饮料、营养失衡、蛋白质摄入过多或不足、高钠饮食、体重过低等。

138. 骨质疏松症有什么危害

疼痛：表现为腰背疼痛、全身骨痛，夜间或负重活动时加重，伴有肌肉痉挛、活动受限等。

脊柱变形：出现身高变矮或脊柱驼背畸形等，导致脊髓神经受压，或影响心肺功能及引起腹部脏器功能异常，可出现便秘、腹痛、腹胀、食欲减退等不适。

骨折：通常指在日常生活中或受到轻微外力时发生的骨折。骨折发生的常见部位为椎体（胸、腰椎）、髋部（股骨近端）、前臂远端和肱骨近端等。

139. 为什么女性比男性更容易患骨质疏松症

女性 45 岁以后，由于体内雌激素分泌减少，会加速骨质的流失；怀孕和分娩常要消耗大量钙质，尤其是多次怀孕或分娩的女性；停经后，骨质的流失则更快，因此女性患骨质疏松症的概率就会相较于男性更高。

140. 年纪大了变矮、驼背都是自然现象吗

老年人变矮、驼背很可能是因骨质疏松症引起脊柱发生了隐匿性、压缩性骨折的表现，而这种“悄无声息”的骨折是需要通过 X 线检查才能发现的。所以老年人变矮、驼背不应该视

为正常的生理现象，而可能是骨质疏松症在作祟。

141. 年轻人就不会患骨质疏松症吗

现在不少中青年人也会患骨质疏松症，主要是因为缺乏户外活动，加上饮食不规律、重油重盐、营养物质摄入不足等不良生活习惯，都会造成骨量减少，最终引发骨质疏松症。

142. 长期喝茶的人会得骨质疏松症吗

长期饮浓茶的人患骨质疏松症的风险比不饮浓茶的人高，主要原因是浓茶内含有较多的咖啡因，而咖啡因会促使尿钙排泄，造成骨钙流失。因此，绝经期女性和老年人应避免饮用浓茶，可考虑饮用淡茶水。

143. 吸烟和骨质疏松症有关系吗

吸烟与骨质疏松症关系非常密切。吸烟会加速骨质疏松症的进展，会导致骨密度的降低，这主要是因为烟草中的尼古丁可影响钙质的吸收，烟碱能抑制成骨细胞活性，刺激破骨细胞的活性，加速骨质流失。因此骨质疏松症的患者应该戒烟。

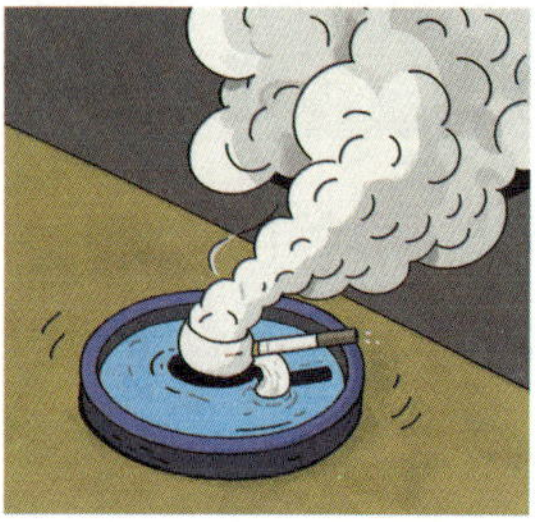

144. 喝碳酸饮料会引起骨质疏松症吗

过量饮用碳酸饮料容易导致骨质疏松，因为碳酸饮料中部分成分可能会干扰体内骨代谢，使骨骼中钙、磷等元素流失，因此，要适当饮用碳酸饮料，不能把碳酸饮料当水喝。

145. 吃醋会加重骨质疏松症吗

醋不会溶解骨骼，不会干扰骨质代谢，所以不会引起骨质疏松。但醋吃多了可能会造成反酸、胃痛等症状，因此在日常生活中要避免过多吃醋，适量地摄入即可，避免引起胃部不适。

146. 为了预防骨质疏松，是不是一点咖啡都不能喝

适度饮用咖啡，例如每天 1 ～ 2 杯的量，通常不会对大多数人的身体健康造成不良影响。然而，鉴于咖啡因可能会增加尿钙排泄，从而间接影响骨骼健康，建议已经被诊断为骨质疏松的患者尽量减少咖啡的摄入量，以保护其骨骼健康，免受进一步影响。

147. 常吃动物肝脏可以治疗骨质疏松症吗

不能。动物肝脏虽富含丰富的矿物质、维生素 A 和 B 族维

生素等营养物质，但对于骨质疏松症的治疗作用有限。骨质疏松症的治疗通常需要综合措施，包括补充钙和维生素 D、适当运动、使用抗骨质疏松药物等。

148. 有骨代谢疾病的患者，起床时家属要怎么帮忙

由于骨代谢疾病患者常伴随肌无力、骨痛、骨折、骨畸形及手足搐搦等症状，家人在协助其起床时需要采取细致周到的措施。这包括提供必要的力量支持，帮助患者平稳起身，同时务必注意控制力度，避免用力过度或操之过急，以免给患者带来额外的伤害或加重其疼痛。整个起床过程中应确保患者能够借力而起，同时又有效预防可能产生的伤害，确保患者安全与舒适。

149. 骨质疏松如何运动

在日常生活中，针对骨质疏松患者的健康需求，推荐的运动类型丰富多样。有氧运动是理想选择之一，如健步走、太极拳、跳舞、有氧健身操等，这些活动能增强心肺功能，促进骨骼健康。此外，抗阻运动也不可忽视，它们能有效增强肌肉力量，保护骨骼，包括直腿抬高、蹲起、平板支撑等。另外，为了提升身体的平衡能力，平衡运动如单脚站立等也是极佳的练习方

式。这些运动综合应用，有助于骨质疏松患者全面改善身体状况，提升生活质量。

150．老年骨质疏松症患者发生跌倒的危害有什么

老年骨质疏松症患者发生跌倒容易造成脑外伤，包括脑震荡、脑挫裂伤、脑内出血等。颅脑外伤会导致老年人出现颅高压、脑水肿，甚至脑疝形成，从而危及患者的生命。

老年骨质疏松症患者跌倒后容易造成骨折。肋骨骨折可能会造成血气胸，引起呼吸困难危及生命，而股骨颈骨折会导致患者卧床不起、无法活动，极易引发坠积性肺炎、下肢深静脉血栓形成等并发症，也是导致老年人死亡的常见原因。

老年人跌倒后还容易造成继发性癫痫、营养不良、焦虑、抑郁、失眠等并发症。

151．老年骨质疏松症患者如何预防跌倒呢

老年骨质疏松症患者预防跌倒的措施有：规律锻炼，选择合适的服装和鞋子，科学选择和使用适老辅助器具，进行家居环境适老化改造，定期进行防跌倒评估和遵医嘱补充钙剂及维生素 D 等药物。

六 甲状腺

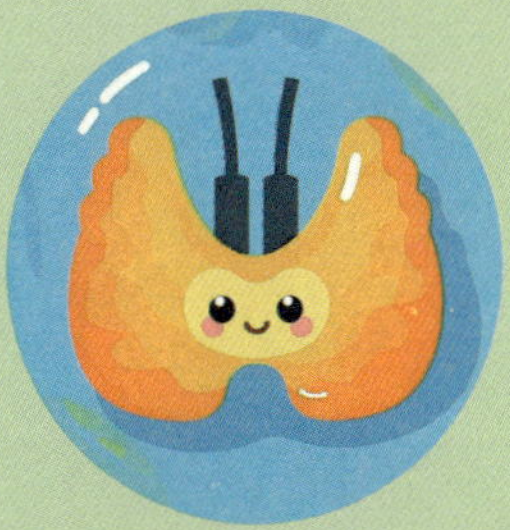

152. 甲状腺有问题应该挂哪个科

首先要区分甲状腺疾病的类型，如存在甲状腺功能减退或甲状腺功能亢进的症状，则该类甲状腺疾病很可能属于甲状腺功能性疾病，建议到内分泌科就诊。

如果甲状腺存在结节，但结节较小，并且伴有甲状腺功能异常，建议也可先到内分泌科就诊治疗，待甲状腺功能好转后，再到外科治疗。

如果甲状腺存在结节，并且结节较大，特别是单发结节，或提示甲状腺有肿瘤，该类甲状腺疾病属于甲状腺器质性疾病，建议到普通外科、甲乳外科或头颈外科就诊。

153. 为什么女性甲状腺疾病发病率高于男性

女性甲状腺疾病发病率较高主要原因与女性生理特点有关。女性一生中要经历青春期、妊娠期、分娩期、更年期等雌激素水平大幅度波动的时期。此外，精神压力大、情绪不稳定也会导致女性体内激素水平容易发生改变，因此女性甲状腺疾病的发病率较高。

154. 亚急性甲状腺炎和甲亢一样吗

亚急性甲状腺炎是由感染、自身免疫等多种因素引起的一组疾病。在亚急性甲状腺炎的早期可能有甲亢的症状和表现，这其实是甲状腺毒症，与我们通常所说的甲亢不同，是不需要抗甲状腺药物治疗的。通过甲状腺局部体征、甲状腺彩超、摄碘率、放射性核素扫描等方法均可鉴别。

155. 甲状腺炎会遗传吗

急性化脓性甲状腺炎或者亚急性甲状腺炎，都是由于感染细菌或者病毒后出现的，不具有遗传性。慢性甲状腺炎，目前也没有证明其具有遗传性。而自身免疫性甲状腺疾病可能有家族聚集倾向，具有一定的遗传易感性。患有甲状腺炎的患者，需要定期监测甲状腺功能和甲状腺彩超。

156. 甲状腺功能都正常，但甲状腺抗体升高是怎么回事

甲状腺抗体升高往往提示自身免疫性甲状腺疾病，如桥本甲状腺炎。人体中只存在非常少的甲状腺抗体，如果这些抗体明显增加，会破坏甲状腺，到一定程度后可能就会出现甲状腺功能的异常。不过实际情况存在个体差异，患者可遵医嘱定期复查。

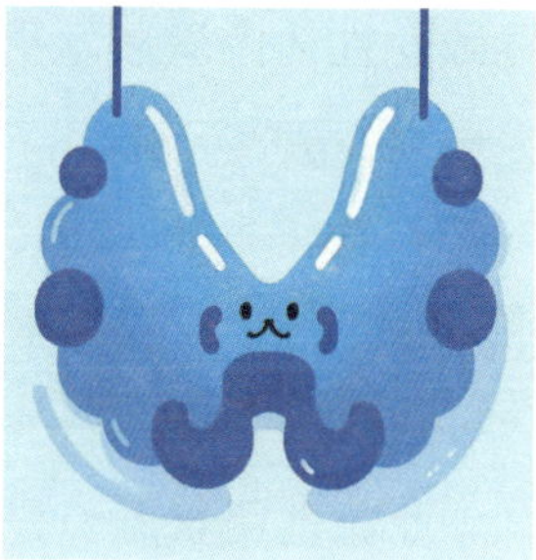

157. 甲状腺功能减退有什么症状

甲状腺功能减退（甲减）早期症状缺乏特异性，发病隐匿，病程较长。病情较轻的早期患者可能没有显著症状，随着病情进展，由于甲状腺激素不足，通常会出现畏寒、乏力、嗜睡、怕冷、面色苍白、皮肤干燥、手足肿胀感、记忆力减退、便秘、女性月经周期紊乱或者月经过多、不孕等症状。

158. 治疗甲减的药物是饭前吃还是饭后吃

因为治疗甲减的药物是在小肠吸收，所以建议在早饭前30～60分钟一次性服用。如果早餐喝牛奶、豆浆、咖啡等食物，则需要与甲减药物间隔一个小时。如果服用其他含钙、含铁等药物或营养品，则需要与甲减药物间隔4个小时。治疗甲减的药物也可以放在睡觉前一次性服用，但服药前要保持空腹状态，更有利于药物的吸收。

159. 甲减治疗后，需要多久复诊一次

对于接受治疗的甲减患者，我们建议在初始服药后的4～6周进行首次复查，评估甲状腺功能（甲功）。此后，为了适时调整药物剂量，应每隔4～6周复查一次甲功。一旦治疗达到既定目标，即患者的甲功恢复正常，无须频繁调整药量时，复查

间隔可适当延长至每 6 ～ 12 个月一次，确保治疗有效性和安全性。

160．孕期甲减对胎儿有影响吗

由于甲状腺激素在胎儿神经系统的发育过程中起到关键作用，孕妇如果诊断甲减，会明显增加自发性流产、胎儿窘迫、死产等风险。如孕期确诊甲减，应该及时到医院就诊，通过药物治疗将甲状腺功能调整至正常。

161．甲亢患者可以喝咖啡和茶吗

甲亢患者应避免饮用咖啡，因为咖啡因可能会增加心慌等情况。茶叶中含有鞣质、茶碱及生物碱等成分，在与药物同时服用时，可能会影响药物的溶解与吸收，从而降低药物治疗效果，这不利于甲亢患者控制病情。因此，通常建议甲亢患者尽量减少或避免喝咖啡和茶，以确保治疗效果。

162．甲亢患者能做什么运动

甲亢患者常伴有心跳加快等症状，剧烈运动可能会加剧这些不适。特别是处于疾病进展期的患者，更应避免任何形式的运动，应以充足的休息和静养为主。对于病情已趋于稳定的患者，在恢复运动时应采取循序渐进的原则。初期建议选择散步、骑行等低强度的运动，以帮助身体逐渐适应运动状态。随着逐步适应和恢复，可以引入一些中等强度的运动，如慢跑、登山等。但务必确保在自身可承受范围内，避免过度劳累和心脏负担过重。

163. 甲亢的饮食应注意什么

避免吃含高碘食物，海产品是碘的重要来源，海带、紫菜、带鱼、干贝、海虾、海蟹等，均含有较多的碘。特别是海带和紫菜等藻类食品，其碘含量极高，更应该严格控制。甲亢患者还应少吃粗纤维食物，不吃刺激性食物，如大蒜、辣椒或者咖啡。甲亢患者应多吃高热量、高蛋白、高维生素的食物，如鸡蛋、牛奶、瘦肉、苹果、梨、香蕉、橙子等。

164. 如何预防甲亢复发

预防甲亢复发的综合措施涵盖多个方面。首先，饮食上应注重调节，日常膳食应保持清淡均衡，多吃新鲜蔬菜、水果，同时忌食含碘量高的食物，如海带、紫菜等，避免碘摄入过量而加重病情。此外，辛辣、油炸及刺激性食物也尽量避免。病情稳定期患者可以适当进行体育锻炼，减轻心理压力，规律作息，保持心情愉悦，有助于预防疾病复发。

165. 甲亢患者口服药多久后可以停药

甲亢患者在接受药物治疗时，务必遵循医生的指导，常用药物包括甲巯咪唑片和盐酸普萘洛尔片等。患者通常需要接受至少一年半的药物持续治疗，以确保病情得到有效控制并减少复发的风险。在考虑停药时，要保持谨慎态度并与医生充分沟通。

166. 甲亢患者怀孕期间要停用治疗药物吗

在怀孕期间，甲亢患者必须定期复查甲状腺功能，并紧密遵循医生的指导，及时调整药物剂量。妊娠早期较为安全的甲亢药物有丙硫氧嘧啶，而妊娠中晚期丙硫氧嘧啶和甲巯咪唑片两种药物均相对安全。甲亢对孕妇和胎儿均具有显著风险，可能增加自然流产、妊娠期高血压疾病的风险，也有可能导致先兆子痫或子痫、心衰加重等，甚至造成死胎、死产、胎盘早剥、感染等。因此，孕期甲亢患者的管理至关重要，需与医疗团队紧密合作，共同监测病情，采取适当的治疗措施。

167. 什么是碘 -131 治疗

碘 -131 治疗是治疗甲状腺疾病的重要方法，尤其对甲状腺功能亢进症和分化型甲状腺癌效果明显，具有靶向性高、疗效好、毒副作用小的特点。对病变部位进行碘 -131 内照射治疗，能够抑制或者破坏病变组织，从而发挥治疗作用。

168. 碘 -131 治疗后有什么反应

在治疗初期，部分患者可能会出现甲亢症状轻微加重，此时可卧床休息，遵医嘱用药，大多数患者可逐渐缓解。甲状腺重度肿大者颈部可出现膨胀及压迫感，注意不要按压甲状腺，加强休息，避免感染、劳累和精神刺激，症状可逐渐消失。少数患者也可能会出现食欲减退、恶心、呕吐等消化道反应，遵医嘱对症处理后可消失。个别重度甲亢患者在一些紧急情况下可能诱发甲亢危象，表现为烦躁不安、高热、出汗、心跳加速，严重者可昏迷，出现上述情况需及时就近医院急诊处理。

169. 甲亢突眼情况能随着疾病好转恢复正常吗

甲亢突眼分为单纯性突眼（良性突眼）和浸润性突眼（恶性突眼）。单纯性突眼与甲状腺激素升高有关，突眼程度较轻，及时治疗控制甲亢、稳定甲功以后，能较好恢复。浸润性突眼主要是无菌性炎症反应，突眼程度往往较重，一般来说，即便甲功恢复正常，突眼也很难完全恢复。

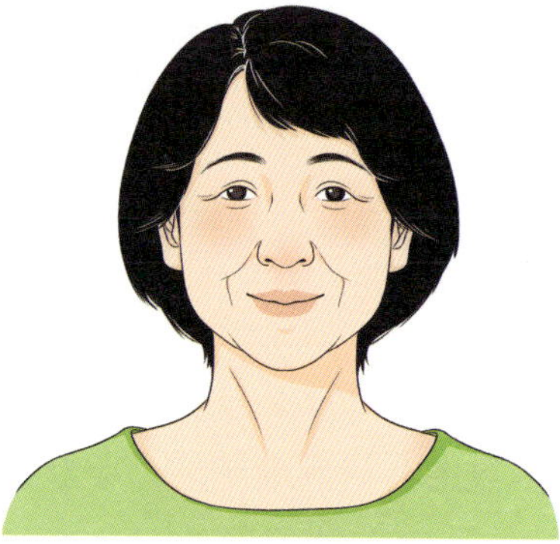

正常人眼睛

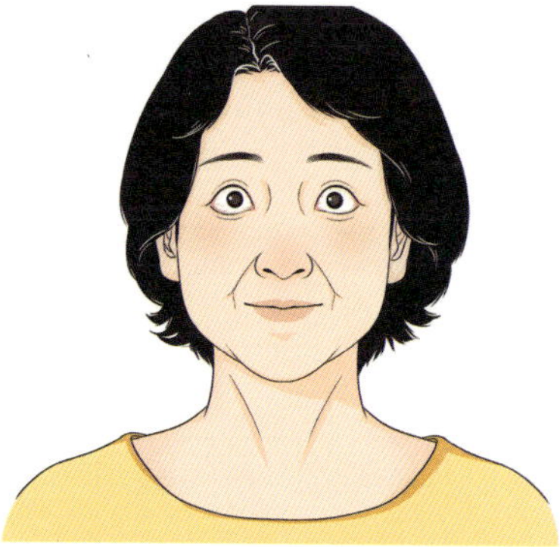

甲亢突眼

170．甲状腺结节需要做手术吗

绝大多数甲状腺结节都不需要手术。甲状腺结节一般分为良性结节、恶性结节、炎症性结节三大类型。其中良性结节癌变的可能性非常小，通常建议保守治疗，定期随诊；如果存在肿块压迫气管、食管或者影响外在形象等情况时可以采用手术治疗。对于少部分病理诊断为恶性的甲状腺结节，就需要及时进行手术治疗，以免病情恶化。而炎性结节，是一种自身免疫疾病的无菌性炎症，多数会伴随终身，应根据具体情况在医生的指导下用药。

171．如何预防甲状腺疾病

保持健康的生活方式，提高免疫力，远离危险因素（λ射线或电离辐射），适量摄入碘元素，避免服用容易影响身体代谢的特殊药物。还要注意定期查体，建议普通成年人每 1 ～ 2 年检查一次甲状腺功能和甲状腺超声，有甲状腺疾病家族史的人 6 ～ 12 个月检查一次。

七 其 他

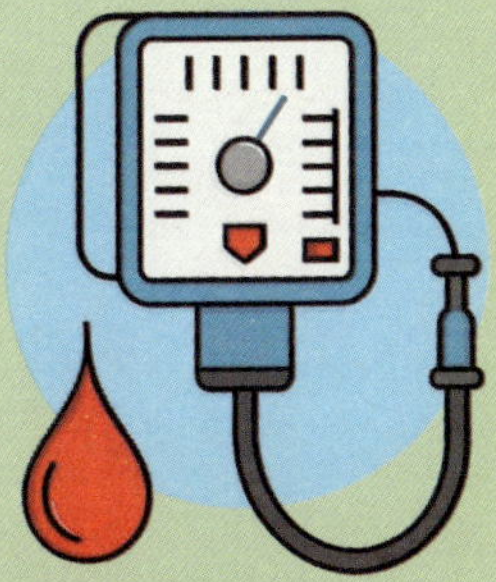

172. 早上抽血晨起后可不可以喝水

早上抽血晨起后是否可以喝水，取决于化验项目（表 3）。

表 3　化验项目禁水要求

化验项目	能否喝水
甲状腺功能、凝血四项、肿瘤标志物、CRP、红细胞沉降率、HIV 抗体、丙肝病毒抗体、梅毒抗体、乙肝五项等	可以喝水
肝功能、血脂、血常规	可少量饮水
醛固酮	不可以喝水

173. 下一次随访化验的时候抽血当天（前一天）要不要停药

随访化验抽血当天（前一天）是否需要停药，取决于所做的化验项目和医生的建议。有些药物可能会影响化验结果，最好在抽血前向医生咨询以确定。

174. 上午十点复查催乳素，晨起可以正常吃早饭吗

催乳素水平有昼夜节律性，在上午 9 点到 11 点检测最具有意义。摄入高蛋白和高脂肪的饮食，餐后的催乳素水平会明显高于空腹水平，另外，剧烈活动、劳累都会影响催乳素的水平。所以查催乳素应该在早晨空腹或者进食纯粹的碳水化合物饮

食以后的上午 9 点到 11 点抽血，并在抽血前半小时安静卧位休息。

175. 抽取卧立位血有哪些注意事项

患者抽卧位和立位血时都需要在静脉抽血，但是两者需保持的体位不同，如果是卧位采血，要平躺、四肢放平，如果是立位采血，则要尽量保持正确的站立姿势，双臂垂直。患者在抽血时要尽量放平心态，不要太过于紧张，也不要太过于激动，保持情绪稳定，避免由于情绪的原因，导致心率过快引起血管收缩，从而影响检查结果。

176. 为什么住院期间要反复监测激素水平

内分泌疾病往往与激素分泌异常有关，住院期间反复监测激素水平有助于评估病情变化和治疗效果。这可以帮助医生及时调整治疗方案，确保患者的内分泌状态逐步恢复到正常水平。

177. 为什么内分泌疾病患者住院期间会进行胰岛素样生长因子（IGF-1）检测

IGF-1 是评估生长和代谢状态的重要指标，尤其在某些代谢紊乱或肾上腺疾病时会发生变化。通过检测 IGF-1 水平，可以帮助医生了解患者的内分泌功能，进一步指导治疗决策。

178．为什么内分泌疾病患者住院期间要定期监测血气分析

血气分析可以评估体内的氧气、二氧化碳和酸碱平衡状态。内分泌疾病影响代谢过程，特别是在电解质紊乱时，可能导致呼吸和代谢酸碱平衡的异常。定期监测血气分析有助于及时发现和纠正代谢紊乱问题。

179．24 小时尿的留取方法

留尿当日起床后的第一次尿排掉不留，同时记录时间，待第二次排尿时，将尿液排至备好的清洁带盖容器内，并依据检测项目加入防腐剂，以后每次排尿均排入此容器内，至第二天早晨到达头一天第一次排尿时间再排最后一次为止，所收集的尿液就是 24 小时尿。留取相应标本管数，并测量尿液总量。

180．留 24 小时尿标本有哪些注意事项

在留取尿液标本期间，建议正常饮食和饮水，避免影响检查结果；女性在做这项检查的时候，应避开月经期；第一次往标本收集桶里排尿之后根据要留取的项目决定加或不加防腐剂，避免尿液变质；留取完毕后在用标本管取样的时候，应该先将尿液搅拌均匀。

181. 为什么有些内分泌患者住院期间需要限制水分摄入

某些内分泌疾病如肾上腺皮质功能异常或抗利尿激素分泌异常，可能导致体内水分潴留或过度排泄。为了避免加重病情，医生通常会根据患者的具体情况限制水分摄入，以保持体内水电解质平衡。

182. 出院之后还需要记录出入量吗

出院之后是否需要记录出入量，通常取决于个人的健康状况和医生的建议。如果有特殊情况，比如术后恢复期需要监控水分平衡，或者存在某些疾病，可能需要继续记录。如果不确定，可以咨询医生以获取具体指导。

183. 出入量的正确记录方法

出入量记录要准确，包括每天喝的水及排出的尿量。可以使用量杯或者专用容器来测量排尿量，并记下每天的饮水量。最好记录在固定的表格中，以便医生查看。

184. 尿量多少需要引起注意

如果尿量明显增多（如超过 3000 毫升 / 天）或减少（少于

400 毫升 / 天），均应引起注意，并及时就医。

185. 为什么内分泌疾病住院时会要求做影像学检查

内分泌疾病往往与内分泌腺体的结构异常有关，如肿瘤或腺体增生。影像学检查（如 CT、MRI）能够帮助医生清晰地看到腺体的结构，判断有无病变，明确病因进而制订合理的治疗方案。

186. 做增强 CT 或增强 MRI 检查为什么要家属陪伴

增强 CT 或增强 MRI 检查都需要向患者体内注入造影剂，在注入造影剂的过程中可能会出现过敏反应。所以，在进行增强 CT 或增强 MRI 检查之前要与患者进行相应临床须知的解释，需要患者和家属同时在知情同意书上进行签字，检查结束后也需要家属陪同患者返回病房。

187. 为什么内分泌疾病患者需要定期做骨密度检查

内分泌疾病病理生理变化或治疗过程都可能影响骨骼健康，如电解质代谢异常、长期激素使用等。定期进行骨密度检查可以帮助监测骨质疏松的风险，提前采取预防措施，

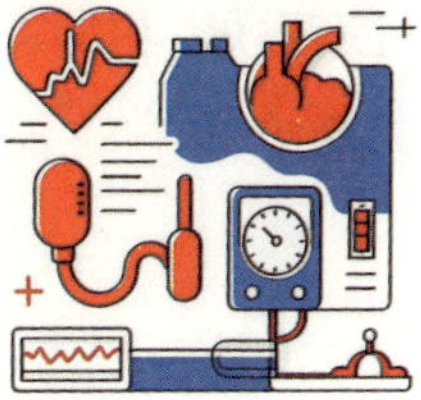

避免骨折或其他骨骼并发症。

188. 为什么内分泌疾病住院患者有时需要进行动态心电图检查

某些内分泌疾病如嗜铬细胞瘤或原发性醛固酮增多症可能导致阵发性高血压或心律失常。动态心电图检查能够记录患者24 小时内的心脏活动，帮助发现潜在的心脏问题，并为治疗提供依据。

189. 高血压患者为什么有时也会出现低血压

高血压患者出现血压低可能是由降压药物过量、血管调节功能受损、直立性低血压等因素引起的。还要考虑其他可能性，比如血容量不足、心力衰竭、急性心肌梗死等，当症状严重时要及时就医治疗。

190. 低血钾患者饮食应该注意什么呢

低血钾患者需多吃含钾食物，如芹菜、菠菜、海带、紫菜等，还有香蕉、柑橘等水果，毛豆、黄豆、蚕豆等豆类食物，以及鲫鱼、黄鱼等。

191. 如何防止直立性低血压

（1）放慢动作：变换体位的时候动作缓慢一些，不要猛地站起来，给身体一点反应时间。

（2）保持运动：平时多运动，可以加强体内血压调节能力，减少直立性低血压的风险。

（3）规律作息：每天应该保证充足的睡眠，避免熬夜导致血压波动。

（4）及时就医：如果在变换体位后出现短暂头晕、眼前发黑等症状，可以到医院做进一步检查确诊，排除其他疾病。对于症状严重、发作频繁的患者，需要在医生指导下采取药物治疗。

192. 嗜铬细胞瘤手术后血压为什么仍然不稳定

嗜铬细胞瘤手术后，尽管肿瘤已被切除，但身体仍需要时间适应激素的变化。有些患者在术后可能会出现血压波动，甚至可能需要继续服用降压药物，并定期复查以待血压逐渐恢复正常。

193. 内分泌患者术后为什么会出现低血钠

低血钠的发生通常与体内水和钠的平衡失调有关。具体来说，有几个关键因素可以导致低血钠。

（1）抗利尿激素（ADH）过量分泌：抗利尿激素促进水分重吸收，如果过量分泌，体内水分增加，而钠浓度相对降低，导致稀释性低血钠。许多情况下，特别是在压力或手术后，ADH水平可能暂时升高。

（2）肾上腺皮质激素分泌不足（尤其是盐皮质激素，如醛固酮）：盐皮质激素调节钠的重吸收和钾的排泄。醛固酮不足会导致钠重吸收减少，而钠随着尿液流失，使血钠浓度降低。这种情况常见于肾上腺功能减退或某些药物影响醛固酮的分泌和作用。

（3）肾脏处理钠的功能受损：某些肾脏疾病会导致钠的丢失，而水分的重吸收仍在继续，导致体液钠浓度下降。

这些因素的共同作用使得低血钠更为常见，而不是高血钠。手术后，尤其是涉及垂体或肾上腺的手术，可能会影响体内水盐代谢，导致低血钠。这种情况需要通过限制水分摄入或使用药物来纠正，并且需要定期检测血钠水平以防治并发症。

194. 为什么内分泌疾病住院患者常需要使用静脉营养支持

某些内分泌疾病可能导致严重的代谢失调或营养摄入不足，影响身体的康复。静脉营养支持可以帮助患者在无法正常经口进食的情况下，维持必要的营养和能量供给，促进病体恢复。

195. 为什么有些内分泌患者住院期间会有手足麻木的感觉

内分泌疾病可能引起电解质失衡，特别是钙、镁水平的波动，导致神经肌肉的异常反应，出现手足麻木或刺痛感。这通常可以通过调节紊乱的电解质水平来缓解。

196. 溴隐亭是什么药

溴隐亭是一种多巴胺（DA）受体激动剂，它能特异性地与下丘脑和腺垂体的多巴胺受体结合，抑制催乳素（PRL）的分泌，使垂体腺瘤患者的血清 PRL 水平降低，而且其作用时间比左旋多巴长得多，所以可以用于治疗 PRL 腺瘤。正规使用溴隐亭治疗，可以使 70% 以上的患者血清 PRL 水平恢复正常，肿瘤缩小。因此，溴隐亭在治疗垂体 PRL 腺瘤中起重要作用，是治疗的首选。

197. 服用溴隐亭药物有什么原则

垂体催乳素腺瘤患者需长期服用溴隐亭，总的原则是：从小剂量开始，逐渐增加剂量，至临床症状消失、催乳素水平降至正常并稳定后，逐渐减量，维持最低有效剂量，同时需定期复查催乳素水平和垂体磁共振（MRI）。

198. 服用溴隐亭后有不良反应怎么办

口服溴隐亭时，某些患者也可能发生不良反应，发生概率和症状轻重常与剂量大小有关，个体差异也很大。常见的不良反应主要包括：头痛、眩晕、恶心、呕吐、口干、腹痛、直立性低血压（从平卧突然站立时，血压下降，患者出现头晕、黑矇等情况）。用药时应采用从小剂量开始、逐渐加量的服药方法，大部分患者会逐步适应，不良反应会逐渐减轻或消失。如果在逐渐增加药量时出现了严重的胃肠道不良反应，可以配伍服用吗丁啉（多潘立酮片），它可以减轻或消除胃肠道不良反应，但不影响溴隐亭对垂体瘤的治疗效果。

199. 优甲乐、弥凝、氢化可的松应该在什么时间吃？能不能一起吃

优甲乐（左甲状腺素钠片）通常建议在早晨空腹服用，服药后至少要等 30 分钟后再吃其他药物。弥凝（醋酸去氨加压素片）和氢化可的松一般可以在同一时间服用，但咨询医生以确定最佳用药方案会更为安全。

200. 鞍区肿瘤（如生殖细胞肿瘤）治疗后，什么时候可以开始考虑 GH 替代治疗

若患者无复发迹象，术后 1 年可考虑生长激素替代治疗。儿

童如在术后检测到身高增长速度下降并经生化证实生长激素缺乏时，应考虑尽早启动生长激素治疗。生长激素长期替代治疗过程中，需要定期复查鞍区 MRI，监测身高增长幅度、甲状腺激素、血糖、IGF-1 水平和骨龄。

201．儿童青少年患者什么时候需要启动性腺轴的替代治疗

如果儿童青少年出现性发育迟缓，或者有医学检测显示性腺功能不足的情况，可能需要启动性腺轴替代治疗。具体的启动时间需要根据医生的评估和建议来决定，通常在青春期前期或早期就会进行评估。

202．出院之后如果出现心慌、乏力、恶心等症状，需要立刻就医吗

出院之后，如果出现心慌、乏力、恶心、呕吐等症状，建议立刻就医。这些症状可能提示身体出现了异常，如电解质失衡、感染或其他并发症。尽快就医可以确保及时获得必要的检查和治疗，避免病情加重。如果症状严重，建议及时拨打急救电话或前往最近的医院。

203. 患者术后出院，如无特殊情况，多久可以正常参加工作

这取决于个人恢复情况，一般术后数周内可以询问医生是否适合恢复工作。最好还是根据医生的建议来决定。

204. 内分泌失调会导致不孕吗

内分泌失调，如多囊卵巢综合征（PCOS）、甲状腺功能异常或高催乳素血症，都会影响女性的排卵和月经周期，进而影响生育能力。如果出现月经不调或备孕困难，建议进行内分泌相关检查，以确定是否需要治疗。

205. 肥胖会导致哪些内分泌问题

肥胖会导致一系列内分泌问题，如胰岛素抵抗，进而引发 2 型糖尿病。肥胖还与多囊卵巢综合征、甲状腺功能异常和库欣综合征等内分泌疾病有关。控制体重是预防和管理这些疾病的重要措施。

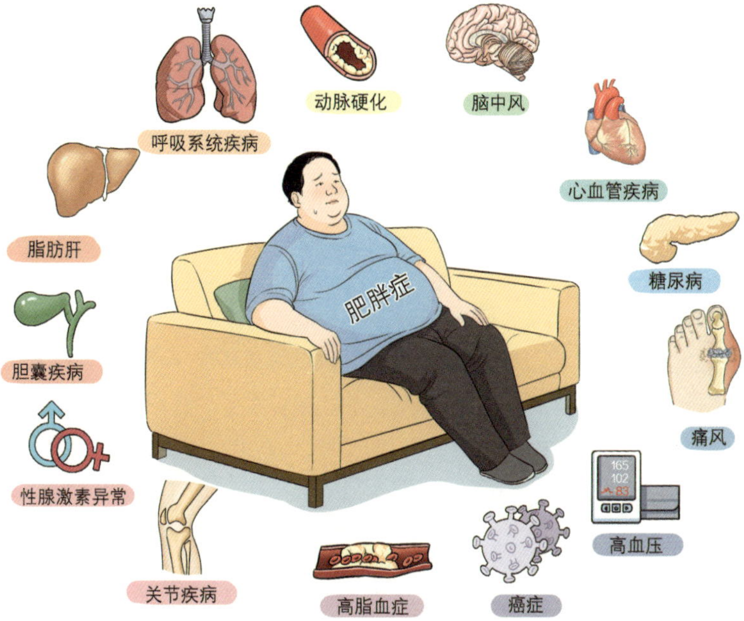

呼吸系统疾病
动脉硬化
脑中风
心血管疾病
脂肪肝
糖尿病
肥胖症
胆囊疾病
痛风
性腺激素异常
165
102
83
高血压
关节疾病
高脂血症
癌症